DIZIONARIO DI EMERGENZE MEDICHE

Italiano - Inglese - Francese - Spagnolo - Croato

Edita Ciglenečki

INTRODUZIONE-INTRODUCTION-L'INTRODUCTION-INTRODUCCIÓN-UVOD

INTRODUZIONE

Questo dizionario da italiano a inglese, francese, spagnolo e croato contiene più di 3000 termini medici ed è stato concepito come un manuale compatto di facile comprensione di terminologia medica dall'orientamento nel tempo e spazio; gli accidenti, catastrofi e angoscia; parti del corpo umano; i sintomi, ferite e malattie; farmacia; istituzioni, procedure e cure di medicina ed esami medici, alla gravidanza ed ostetricia.

INTRODUCTION

Consisting of over 3000 medical terms, this dictionary from Italian to English, French, Spanish, and Croatian language is created in very practical time-saving and easy-to-understand way for both medical professionals and their patients. Instead of one classical A to Z alphabetical order, it consists of several topics where terms regarding each topic are organized alphabetically. The topics start from very basic subjects of numbers and orientation and proceed with terminology concerning accidents and disasters, parts of the human body, injuries, symptoms and diseases, pharmacy, medical facilities, medical procedures, diagnostics, pregnancy and obstetrics.

L'INTRODUCTION

Pratique et facile à consulter, ce dictionnaire médical propose plus de 3000 termes médicaux de l'italien vers l'anglais, français, espagnol et croate, couvrant l'essentiel de la pratique médicale: orientation dans le temps et dans l'espace; les types des accidents, catastrophes et détresse; parties du corps humain; les symptômes, blessures et maladies; pharmacie; établissements médicaux, procédures et soins; examens médicaux, grossesse et obstétrique.

INTRODUCCIÓN

Este diccionario médico del italiano al inglés, francés, español y croata, proporciona de forma breve, clara y suficiente unos 3000 términos médicos que cubren orientación en el tiempo y espacio; accidentes y catástrofes; partes del cuerpo humano; síntomas, heridas y enfermedades; farmacia; facilidades médicas, procedimientos y asistencia médica; exámenes médicos; embarazo y obstetricia.

UVOD

Ovaj rječnik s talijanskog na engleski, francuski, španjolski i hrvatski jezik, sastoji se od preko 3000 medicinskih pojmova prikazanih na jednostavan i razumljiv način koji obuhvaća orijentaciju u prostoru i vremenu; nesreće, katastrofe i pogibeljne situacije; dijelove ljudskog tijela; ozljede, simptome i bolesti; ljekarništvo; medicinske ustanove, njegu i postupke; dijagnostiku, te trudnoću i porodništvo.

CONTENUTO

DIZIONARIO DI EMERGENZE MEDICHE

Italiano - Inglese - Francese - Spagnolo - Croato

Italiano	Inglese	Francese	Spagnolo	Croato
NUMERI:	**NUMBERS:**	**NUMÉROS:**	**NÚMEROS:**	**BROJEVI:**
Zero	Zero	Zéro	Cero	Nula
Uno	One	Un	Uno	Jedan
Due	Two	Deux	Dos	Dva
Tre	Three	Trois	Tres	Tri
Quattro	Four	Quatre	Cuatro	Četiri
Cinque	Five	Cinq	Cinco	Pet
Sei	Six	Six	Seis	Šest
Sette	Seven	Sept	Siete	Sedam
Otto	Eight	Huit	Ocho	Osam
Nove	Nine	Neuf	Nueve	Devet
Dieci	Ten	Dix	Diez	Deset
Undici	Eleven	Onze	Once	Jedanaest
Dodici	Twelve	Douze	Doce	Dvanaest
Tredici	Thirteen	Treize	Trece	Trinaest
Quattordici	Fourteen	Quatorze	Catorce	Četrnaest
Quindici	Fifteen	Quinze	Quince	Petnaest
Sedici	Sixteen	Seize	Dieciséis	Šesnaest
Diciassette	Seventeen	Dix-sept	Diecisiete	Sedamnaest
Diciotto	Eighteen	Dix-huit	Dieciocho	Osamnaest
Diciannove	Nineteen	Dix-neuf	Diecinueve	Devetnaest
Venti	Twenty	Vingt	Veinte	Dvadeset
Ventuno	Twenty-one	Vingt et un	Veintiuno	Dvadest i jedan
Ventidue	Twenty-two	Vingt-deux	Veintidós	Dvadeset i dva
Trenta	Thirty	Trente	Treinta	Trideset
Quaranta	Forty	Quarante	Cuarenta	Četrdeset
Cinquanta	Fifty	Cinquante	Cincuenta	Pedeset
Sessanta	Sixty	Soixante	Sesenta	Šezdeset
Settanta	Seventy	Soixante-dix	Setenta	Sedamdeset
Ottanta	Eighty	Quatre-vingts	Ochenta	Osamdeset
Novanta	Ninety	Quatre-vingt-dix	Noventa	Devedeset
Cento	Hundred	Cent	Cien	Sto
Centouno	One hundred and one	Cent un	Ciento uno	Sto jedan
Centoventitre	One hundred and twenty-three	Cent vingt-trois	Ciento veintitrés	Sto dvadeset i tri
Duecento	Two hundred	Deux cents	Doscientos	Dvjesto
Trecento	Three hundred	Trois cents	Trescientos	Tristo
Quattrocento	Four hundred	Quatre cents	Cuatrocientos	Četristo
Cinquecento	Five hundred	Cinq cents	Quinientos	Petsto
Seicento	Six hundred	Six cents	Seiscientos	Šesto
Settecento	Seven hundred	Sept cents	Setecientos	Sedamsto
Ottocento	Eight hundred	Huit cents	Ochocientos	Osamsto
Novecento	Nine hundred	Neuf cents	Novecientos	Devetsto
Mille	Thousand	Mille	Mil	Tisuća
Duemila	Two thousand	Deux mille	Dos mil	Dvije tisuće
Un milione	Million	Million	Millón	Milijun
Un miliardo	Milliard (billion)	Milliard	Mil millones (miliarda)	Milijarda

ORIENTAMENTO NEL TEMPO:	**ORIENTATION IN TIME:**	**ORIENTATION DANS LE TEMPS:**	**ORIENTACIÓN EN EL TIEMPO:**	**ORIJENTACIJA U VREMENU:**
Ieri	Yesterday	Hier	Ayer	Jučer
Oggi	Today	Aujourd'hui	Hoy	Danas
Domani	Tomorrow	Demain	Dia de mañana	Sutra
Anno	Year	Année	Año	Godina
Mese	Month	Mois	Mes	Mjesec
Settimana	Week	Semaine	Semana	Tjedan
Giorno	Day	Jour	Dia	Dan
Ora	Hour	Heure	Hora	Sat
Minuto	Minute	Minute	Minuto	Minuta
Secondo	Second	Seconde	Segundo	Sekunda
Mattina	Morning	Matin	Mañana	Jutro (prijepodne)
Pomeriggio	Afternoon	Après-midi	Tarde	Poslijepodne
Sera	Evening	Soir	Anochecer	Večer

Italiano	Inglese	Francese	Spagnolo	Croato
Notte	Night	Nuit	Noche	Noć

ORIENTAMENTO NELLO SPAZIO:	ORIENTATION IN SPACE:	ORIENTATION DANS L'ESPACE:	ORIENTACIÓN EN EL ESPACIO:	ORIJENTACIJA U PROSTORU:
Su	Up (above)	En haut (au-dessus)	Arriba	Gore (iznad)
In basso	Down (below)	En bas (au-dessous)	Abajo	Dolje (ispod)
Sinistra	Left	Gauche	Izquierda	Lijevo
Destra	Right	Droite	Derecha	Desno
Davanti	In front	Devant	Enfrente	Ispred
Dietro	Behind	Derrière	Detrás	Iza
Dentro	Inside	Dedans	Dentro	Unutra
Fuori	Outside	Dehors	Fuera	Vani

GLI ACCIDENTI, CATASTROFI E ANGOSCIA:	ACCIDENTS, CATASTROPHES AND DISTRESS:	LES ACCIDENTS, CATASTROPHES ET DÉTRESSE:	ACCIDENTES, CATÁSTROFES Y ANGUSTIA:	NESREĆE, KATASTROFE I POGIBELJNE SITUACIJE:
Accidente nucleare	Nuclear accident	Accident nucléaire	Accidente nuclear	Nuklearna nesreća
Acqua	Water	Eau	Agua	Voda
Affondamento della nave	Sinking of a ship	Naufrage du navire	Hundimiento de un barco	Potonuće broda
"Aiuto!"	"Help!"	"Aide!"	"¡Socorro!"	"U pomoć!"
Allarme	Alarm	Alarme	Alarma	Uzbuna
Annegamento	Drowning	Noyade	Ahogamiento	Utapanje
Annegato	Drowned person	Noyé	Ahogado	Utopljenik
Arma	Weapon	Arme	Arma	Oružje
Arma atomica	Atomic weapons	Arme atomique	Arma atómica	Atomsko oružje
Arma bianca	Cold weapon	Arme de contact	Arma blanca	Hladno oružje
Arma biologica	Biological weapon	Arme biologique	Arma biológica	Biološko oružje
Arma chimica	Chemical weapon	Arme chimique	Arma química	Kemijsko oružje
Arma convenzionale	Conventional weapon	Arme conventionnelle	Arma convencional	Konvencionalno oružje
Arma da fuoco	Firearm	Arme à feu	Arma de fuego	Vatreno oružje
Arma di distruzione di massa	Weapon of mass destruction	Arme de destruction massive	Armas de destrucción masiva	Oružje za masovno uništavanje
Arma nucleare	Nuclear weapon	Arme nucléaire	Arma nuclear	Nuklearno oružje
Arma nucleare strategica	Strategic nuclear weapon	Arme nucléaire stratégique	Arma nuclear estratégica	Strateško nuklearno oružje
Arma nucleare tattica	Tactical nuclear weapon	Arme nucléaire tactique (mini-nuke)	Arma nuclear táctica	Taktičko nuklearno oružje
Armi laser	Laser weapon	Arme de laser	Arma láser	Lasersko oružje
Armi nucleari, biologiche e chimiche (NBC)	ABC weapons	Arme nucléaire, biologique et chimique (NBC)	Armas atómicas, biológicas y químicas (ABQ)	Atomsko biološko i kemijsko oružje
Attacco dei pirati	Pirate attack	Attaque de pirates	Ataque de piratas	Gusarski napad
Attacco di squalo	Shark attack	Attaque de requin	Ataque de tiburón	Napad morskog psa
Attacco fisico	Physical assault	Attaque physique	Asalto físico	Tjelesni napad
Attaco	Attack	Attaque	Ataque	Napad
Attentato terroristico	Terrorist attack	Attaque terroriste	Ataque terrorista	Teroristički napad
Banchisa (ghiaccio marino, banchiglia)	Sea ice	Banquise	Banquisa (hielo marino)	Santa leda
Batterio	Bacteria	Bacteria	Bacteria	Bakterija
Boa di salvataggio	Lifebelt (lifebuoy)	Bouée couronne	Boya salvavidas	Pojas za spašavanje
Bomba	Bomb	Bombe	Bomba	Bomba
Bomba al cobalto (bomba gamma, bomba G)	Cobalt bomb	Bombe salée	Bomba de cobalto	Kobaltna bomba
Bomba al neutrone (bomba N)	Neutron bomb	Bombe à neutrons	Bomba de neutrones (bomba N)	Neutronska bomba
Bomba all'idrogeno (bomba H)	Hidrogen bomb (H-bomb)	Bombe à hydrogène (bombe H)	Bomba de hidrógeno (bomba H)	Hidrogenska bomba
Bomba atomica (bomba A)	Atomic bomb (A-bomb)	Bombe atomique (bombe A)	Bomba atómica (bomba A)	Atomska bomba

Italiano	Inglese	Francese	Spagnolo	Croato
Bomba sporca	Dirty bomb	Bombe radiologique (bombe sale)	Bomba sucia	Prljava bomba
Bufera di neve (nevicata)	Snow storm	Tempête de neige	Nevasca (ventisca de nieve)	Snježna mećava
Cadutta (cascata)	Fall	Chute	Caída	Pad
Campo minato	Mine field	Champ de mines	Campo minero	Minsko polje
Campo per rifugiati	Refugee camp	Camp de réfugiés	Campamento para refugiados	Izbjeglički logor
Cane da ricerca e salvataggio	Search and rescue dog	Chien de sauvetage	Perro de búsqueda y rescate	Pas za traganje i spašavanje
Cellula terroristica	Terrorist cell	Cellule terroriste (cellule dormante)	Célula terrorista	Teroristička ćelija
Chiamata di aiuto	Call for help	Appel à l'aide	Llamada de socorro	Poziv u pomoć
Collisione	Collision	Collision	Colisión	Sudar
Colpo (botta)	Stroke (hit, blow)	Coup	Golpe	Udarac
Colpo di calore	Heat stroke	Coup de chaleur	Golpe de calor	Toplotni udar
Combattimento	Fight	Combat	Pelea	Tučnjava
Cordone	Rope	Corde	Cuerda	Uže
Difesa civile	Civil defense	Sécurité civile	Protección civil	Civilna zaštita
Elicottero	Helicopter (chopper)	Hélicoptère	Helicóptero	Helikopter
Eliminazione di mine (sminamento)	Mine clearance (demining)	Déminage	Desminado (eliminación de minas)	Razminiranje
Epidemia	Epidemic	Épidémie	Epidemia	Epidemija
Eruzione vulcanica	Volcanic eruption	Éruption volcanique	Erupción volcánica	Erupcija vulkana
Esplosione	Explosion	Explosion	Explosión	Eksplozija
Esplosivo	Explosive	Explosif	Explosivo	Eksploziv
Fiume	River	Rivière	Rio	Rijeka
Folgorazione (elettrocuzione)	Electric shock	Électrisation (électrocution)	Choque eléctrico	Strujni udar
Fuoco	Fire	Feu	Fuego	Vatra
Gas tossico	Poison gas	Gaz toxique	Gas tóxico	Bojni otrov (otrovni plin)
Ghiacciaio	Iceberg	Iceberg	Témpano de hielo	Ledenjak
Ghiaccio	Ice	Glace	Hielo	Led
Giubbotto di salvataggio	Lifejacket (life vest)	Gilet de sauvetage	Chaleco salvavidas	Prsluk za spašavanje
Grotta	Cave	Grotte	Cueva	Špilja
Guerra	War	Guerre	Guerra	Rat
Incaglio di nave	Stranding of a ship	Échouage du navire	Encallamiento de barco	Nasukavanje broda
Incendio (fuoco)	Fire (conflagration)	Incendie	Incendio (fuego)	Požar
Incidente aereo	Airplane crash	Accident aérien	Accidente de aviación	Pad aviona
Incidente di traffico	Traffic accident	Accident sur la voie publique	Accidente de tráfico	Prometna nesreća
Incidente stradale	Car accident	Accident automobile (accident de la route)	Accidente automovilístico (siniestro de tráfico)	Automobilska nesreća
Incursione area	Air attack	Attaque aérienne	Ataque aéreo	Zračni napad
Infortunio domestico	Domestic accident	Accident domestique	Accidente doméstico	Nesreća u kući
Infortunio sul lavoro	Occupational accident	Accident du travail	Accidente laboral	Nesreća na radu
Inondazione	Flood	Inondation	Inundación	Poplava
Inquinamento chimico	Chemical pollution	Pollution chimique	Polución química	Kemijsko zagađenje
Invasione	Invasion	Invasion	Invasión	Invazija
Lago	Lake	Lac	Lago	Jezero
Lava	Lava	Lave	Lava	Lava
Macerie (rovine)	Ruins	Ruine	Ruinas	Ruševine
Mare	Sea	Mer	Mar	More
Mina	Mine	Mine	Mina	Mina
Mina navale	Naval mine	Mine marine (mine sous-marine)	Mina marina	Morska mina
Mina terrestre	Land mine	Mine terrestre	Mina terrestre	Kopnena mina
Montagna	Mountain	Montagne	Montaña	Planina

Italiano	Inglese	Francese	Spagnolo	Croato
Nave	Ship	Navire	Barco	Brod
Neurotossina	Neurotoxin	Neurotoxine	Neurotoxina	Živčani otrov (neurotoksin)
Neve	Snow	Neige	Nieve (zapada)	Snijeg
Omicidio (uccisione)	Homicide (murder)	Homicide (assassinat)	Homicidio (asesinato)	Ubojstvo
Onda di marea	Tidal wave	Onde de marée	Ola de marea	Plimni val
Ostaggio	Hostage	Otage	Rehén	Taoc (talac)
Pallottola	Bullet	Balle	Bala	Metak
Pandemia	Pandemic	Pandémie	Pandemia	Pandemija
Paracadute	Parachute	Parachute	Paracáidas	Padobran
Percossa dal fulmine	Thunderclap	Foudre	Trueno	Udar groma
Pirata	Pirate	Pirate	Pirata	Gusar
Plutonio	Plutonium	Plutonium	Plutonio	Plutonij
Radiazione	Radiation	Rayonnement	Radiación	Zračenje
Rapimento	Kidnapping	Enlèvement (rapt)	Secuestro	Otmica
Rapina	Robbery	Vol	Robo	Pljačka
Relitto	Ship wreck	Épave de navire	Buque naufragado	Olupina broda
Ricerca	Search	Recherche	Búsqueda	Potraga
Rifugiato	Refugee	Réfugié	Refugiado	Izbjeglica
Rifugio	Shelter	Abri	Abrigo	Sklonište
Roccia	Rock	Roche	Roca	Stijena
Rompighiaccio	Icebreaker	Brise-glace	Rompehielos	Ledolomac
Salvataggio	Salvage	Sauvetage	Salvamento	Spašavanje
Salvataggio navale	Marine salvage	Sauvetage en mer	Salvamento maritimo	Spašavanje broda
Salvatore	Rescuer	Sauveur	Salvador (rescatador)	Spasilac
Schiavitù (prigionia)	Slavery	Esclavage	Esclavitud	Ropstvo
Scialuppa	Lifeboat	Canot de secours	Bote salvavidas	Čamac za spašavanje
Scoria nucleare (scoria radioattiva)	Nuclear waste (radioactive waste)	Déchet radioactif (déchet nucléaire)	Desechos nucleares	Nuklearni otpad (radioaktivni otpad)
Segnale di allarme	Alarm signal	Signal d'alarme	Señal de alarma	Znak za uzbunu
Shrapnel	Shrapnel	Shrapnel	Metralla	Šrapnel
SOS richiesta	SOS call	Appel SOS	Llamada de SOS	SOS poziv
Squadra di ricerca e salvataggio	Search and rescue team	Équpie de recherche et sauvetage	Equipo de búsqueda y rescate	Ekipa za traganje i spašavanje
Suicidio	Suicide	Suicide	Suicidio	Samoubojstvo
Tempesta	Storm	Tempête	Tormenta (tempestad)	Nevrijeme (oluja)
Tempesta di sabbia	Sandstorm	Tempête de sable	Tormenta de arena	Pješćana oluja
Terra	Land	Terre	Tierra	Kopno
Terremoto	Earthquake	Séisme (tremblement de terre)	Terremoto	Potres
Terrorista	Terrorist	Terroriste	Terrorista	Terorist
Test nucleare	Nuclear weapons testing	Essai nucléaire	Prueba nuclear (ensayo nuclear)	Nuklearni pokus
Tifone	Typhoon	Typhon	Tifón	Tajfun
Traffico di esseri umani	Human trafficking	Trafic d'êtres humains	Trata de personas	Trgovina ljudima
Tromba marina	Waterspout	Trombe marine	Managa de agua (tromba marina)	Morska pijavica
Tsunami	Tsunami	Tsunami (raz-de-marée)	Tsunami (maremoto)	Tsunami
Uragano	Hurricane	Ouragan	Huracán	Uragan
Uranio	Uranium	Uranium	Uranio	Uranij
Uranio arricchito	Enriched uranium	Uranium enrichi	Uranio einriquecido	Obogaćeni uranij
Valanga	Avalanche	Avalanche	Avalancha	Lavina
Violenza sessuale	Rape (violation)	Viol	Violación	Silovanje
Virus	Virus	Virus	Virus	Virus
Vittima	Victim	Victime	Víctima	Žrtva

Italiano	Inglese	Francese	Spagnolo	Croato
		PARTES DEL	**DIJELOVI**	
PARTI DEL	**PARTS OF THE**	**PARTIES DU**	**CUERPO**	**LJUDSKOG**
CORPO UMANO:	**HUMAN BODY :**	**CORPS HUMAIN:**	**HUMANO:**	**TIJELA:**
Acetilcolina	Acetylcholine	Acétylcholine	Acetilcolina	Acetilkolin
Acido	Deoxyribonucleic	Acide	Ácido	Dezoksiribonuklein-
desossiribonucleico	acid (DNA)	désoxyribonucléique	desoxirribonucleico	ska kiselina (DNK)
(DNA)				
Acido gastrico	Gastric acid	Acide gastrique	Ácido gástrico	Želučana kiselina
Acido ribonucleico	Ribonucleic acid	Acide ribonucléique	Ácido ribonucleico	Ribonukleinska
(ARN)		(ARN)	(ARN)	kiselina
Addome (ventre,	Belly (abdomen)	Abdomen	Abdomen (panza)	Trbuh (abdomen)
pancia)				
Adenoipofisi	Adenohypophysis	Adénohypophyse	Adenohipófisis	Adenohipofiza
Adrenalina	Adrenalin	Adrénaline	Adrenalina	Adrenalin
	(adrenaline)			
Agglutinine	Agglutinin	Agglutinine	Aglutinina	Aglutinin
Agglutinogeno	Agglutinogen	Agglutinogène	Aglutinógeno	Aglutinogen
Albumina	Albumin	Albumine	Albúmina	Albumin
Aldosterone	Aldosterone	Aldostérone	Aldosterona	Aldosteron
Alveolo	Alveolus	Alvéole	Alvéolo	Alveola
Amminoacido	Amino acid	Acide aminé	Aminoácido	Aminokiselina
Ammoniaca	Ammonia	Ammoniac	Amoníaco	Amonijak
Anello cartilagineo	Cartilage ring	Cartilage cricoïde	Cartílago circoides	Hrskavični prsten
Ano	Anus	Anus	Ano	Čmar (anus)
Anulare	Ring finger	Annulaire	Dedo anular	Prstenjak
Aorta	Aorta	Aorte	Aorta	Aorta
Aorta addominale	Abdominal aorta	Aorte abdominale	Aorta abdominal	Abdominalna aorta
Aorta toracica	Thoracic aorta	Aorte thoracique	Aorta torácica	Torakalna aorta
Aponeurosi	Aponeurosis	Aponévrose	Aponeurosis	Široka plosnata tetiva
				(aponeuroza)
Appendice	Vermiform appendix	Appendice iléo-	Apéndice	Slijepo crijevo
vermiforme	(cecal appaendix)	caecal (appendice,	vermiforme	(crvuljak)
		appendice	(apéndice cecal,	
		vermiforme)	apéndice)	
Aracnoide	Arachnoid mater	Arachnoïde	Aracnoides	Paučinasta ovojnica
				(arachnoidea)
Arteria	Artery	Artère	Arteria	Arterija
Arteria coronaria	Coronary artery	Artère coronaire	Arteria coronaria	Koronarna arterija
Arteria polmonare	Pulmonary artery	Artère pulmonaire	Arteria pulmonar	Plućna arterija
			(tronco pulmonar,	
			tronco de las	
			pulmonares)	
Arteriola	Arteriole	Artériole	Arteriola	Arteriola
Articolazione	Joint	Articulation	Articulación	Zglob
Articolazione del	Elbow joint	Articulation	Articulación del codo	Lakatni zglob
gomito		oléacranienne		
Articolazione	Hip joint	Hanche	Articulación de la	Kuk (zglob kuka)
dell'anca			cadera	
Articolazione della	Shoulder joint	Complexe articulaire	Articulación del	Rameni zglob
spalla		de l'épaule	hombro	
Arto inferiore	Leg	Membre inférieur	Miembro inferior	Noga
Ascella	Armpit (axilla,	Aisselle	Sobaco (axila)	Pazuh (aksila)
	underarm)			
Astrocita	Astrocyte	Astrocyte	Astrocito	Astrocit
Atrio	Cardiac atrium	Oreillette	Aurícula cardíaca	Srčana pretklijetka
			(atrio)	(atrij)
Avambraccio	Forearm	Avant-bras	Antebrazo	Podlaktica
Bacino	Innominate bone	Bassin osseux	Pelvis	Zdjelica
	(pelvis)			
Barccio	Upper arm	Partie supérieure du	Parte superior del	Nadlaktica
		bras	brazo	
Base del cranio	Skull base	Base du crâne	Base del cráneo	Baza lubanje
Bicipite femorale	Biceps femoris	Muscle biceps	Músculo bíceps	Dvoglavi bedreni
	muscle	fémoral	crural	mišić
Bile	Gall (bile)	Bile	Bilis	Žuč

Italiano	Inglese	Francese	Spagnolo	Croato
Bilirubina	Bilirubin	Bilirubine	Bilirrubina	Bilirubin
Bocca	Mouth	Bouche	Boca	Usta
Borsa sierosa	Synovial bursa	Bourse séreuse	Bursa (bolsa sinovial)	Sluzna vreća (bursa)
Braccio	Arm	Bras	Brazo	Ruka
Bronchiolo	Bronchiole	Bronchiole	Bronquiolo	Bronhiola
Bronco	Bronchus	Bronche	Bronquio	Dušnica (bronh)
Bulbo (midollo allungato, encefalo)	Medulla oblongata	Moelle allongée (medulla oblongata, bulbe rachidien, myélencéphale)	Bulbo raquideo (médula oblongada, miencéfalo)	Produžena moždina
Bulbo oculare	Eyeball	Globe oculaire	Globo ocular	Očna jabučica
Calcagno	Calcaneus	Calcanéus (calcanéum)	Calcáneo	Petna kost (kalkaneus)
Calcitonina	Calcitonin	Calcitonine	Calcitonina	Kalcitonin
Canale di Schlemm	Canal of Schlemm	Canal de Schlemm	Canal de Schlemm	Schlemmov kanal
Canale naso-lacrimale	Nasolacrimal duct (tear duct)	Canal lacrymonasal (canal lacrimal, canal des larmes)	Conducto nasolagrimal	Suzno-nosni kanal
Canino	Canine tooth	Canine	Canino (diente colmillo)	Očnjak (kanin)
Capelli	Hair	Cheveu	Cabello	Kosa
Capezzolo	Nipple	Mamelon (papille)	Pezón	Bradavica
Capillare	Capillary	Capillaire	Capilar	Kapilara
Capsula articolare	Articular capsule (joint capsule)	Capsule articulaire	Cápsula articular	Zglobna čahura
Carboidrato (glucide)	Carbohydrate	Hidrate de carbone (glucide)	Carbohidrato	Ugljikohidrat
Carpo	Carpus	Carpe	Carpo	Zapešće
Cartilagine	Cartilage	Cartilage	Cartílago	Hrskavica
Cartilagine articolare	Joint cartilage	Cartilage articulaire	Cartílago articular	Zglobna hrskavica
Cassa del timpano	Tympanic cavity	Cavité tympanique	Cavidad timpánica	Bubnjište
Catecolamina	Catecholamine	Catécholamine	Catecolamina	Katekolamin
Caviglia	Ankle joint	Cheville (cou-de pied)	Tobillo	Skočni zglob (gležanj)
Cavità orale	Mouth cavity (oral cavity)	Cavité buccale	Cavidad bucal (cavidad oral)	Usna šupljina
Cellula	Cell	Cellule	Célula	Stanica
Cemento	Cementum	Cément	Cemento dental	Zubni cement
Cerume	Earwax (cerumen)	Cire de l'oreille (cérumen)	Cerumen (cerilla)	Ušna mast (ušna smola, cerumen)
Cervelletto	Cerebellum	Cervelet	Cerebelo	Mali mozak
Cervello	Brain	Cerveau	Cerebro	Mozak
Cheratina	Keratin	Kératine	Queratina	Keratin
Ciglia	Eyelash	Cil	Pestaña	Trepavica
Cistifellea	Gall bladder	Vésicule biliare (cholécyste)	Vesícula biliar	Žućni mjehur
Clavicola	Collarbone (clavicle)	Clavicule	Clavícula	Ključna kost (klavikula)
Clitoride	Clitoris	Clitoris	Clitoris	Dražica (klitoris)
Coccige	Tailbone (coccyx)	Coccyx	Cóccix (coxis)	Trtica
Coclea	Cochlea	Cochlée	Cóclea (caracol)	Pužnica
Coledoco	Bile duct	Voie biliaire	Vía biliar	Žučovod
Colesterolo	Cholesterol	Cholestérol	Colesterol	Kolesterol
Collagene	Collagen	Collagène	Colágeno	Kolagen
Collo	Neck	Cou	Cuello	Vrat
Colonna vertebrale	Spine (spinal column, backbone)	Colonne vertébrale (rachis)	Columna vertebral	Kralježnica
Corda vocale	Vocal chord	Corde vocale	Cuerda vocal	Glasnica
Cornea	Cornea	Cornée	Córnea	Rožnica
Coroide	Choroid	Choroïde	Coroides	Žilnica
Corona del dente	Crown of a tooth	Couronne de la dent	Corona del diente	Kruna zuba
Corpo luteo	Corpus luteum	Corps jaune	Cuerpo lúteo (cuerpo amarillo)	Žuto tijelo
Corteccia cerebrale	Cerebral cortex	Cortex cérébral (écorce cérébrale)	Corteza cerebral	Moždana kora
Corticosteroide	Corticosteroid	Corticostéroïde	Corticosteroide	Kortikosteroid

Italiano	Inglese	Francese	Spagnolo	Croato
Corticosterone	Corticosterone	Corticostérone	Corticosterona	Kortikosteron
Corticotropina (ormone adrenocorticotropo)	Corticotropin (adrenocorticotropic hormone)	Hormone corticotrope (adrenocorticotropic hormone, ACTH)	Hormona adrenocorticotropa (corticotropina, corticotrofina)	Kortikotropin
Cortisolo	Cortisol	Cortisol (hydrocortisone)	Cortisol (hidrocortisona)	Kortizol
Cortisone	Cortisone	Cortisone	Cortisona	Kortizon
Coscia	Thigh	Cuisse	Muslo (región femoral)	Natkoljenica (bedro)
Costola (costa)	Rib	Côte	Costilla	Rebro
Cotile (acetabolo)	Acetabulum	Acetabulum	Acetábulo	Čašica zdjelične kosti (acetabulum)
Cranio	Skull	Crâne	Calavera (cráneo)	Lubanja
Cristallino	Lens	Cristallin	Cristalino	Leća
Cuoio capelluto	Scalp	Cuir chevelu	Cuero cabelludo (capa capilar)	Vlasište
Cuore	Heart	Coeur	Corazón	Srce
Dendrite	Dendrite	Dendrite	Dendrita	Dendrit
Dente	Tooth	Dent	Diente	Zub
Dente da latte	Milk tooth	Dent temporaire	Diente de leche	Mliječni zub
Dentina	Dentin	Dentine (ivoire)	Dentina	Zubni dentin
Diencefalo	Diencephalon	Diencéphale	Diencéfalo	Međumozak
Digiuno	Jejunum	Jéjunum	Yeyuno	Jejunum
Disco intervertebrale	Intervertebral disc	Disque intervertébral	Disco intervertebral	Međukralježnični disk
Dito del piede	Toe	Orteil	Dedo del pie	Nožni prst
Dito della mano	Finger	Doigt	Dedo de la mano	Ručni prst
Dito indice	Forefinger	Index	Dedo indice	Kažiprst
Dito medio	Middle finger	Majeur	Dedo corazón	Srednji prst
Dotto eiaculatore	Ejaculatory duct	Canal éjaculateur	Conducto eyaculador	Sjemenovod
Duodeno	Duodenum	Duodénum	Duodeno	Dvanaesnik (duodenum)
Dura madre (pachimeninge)	Dura mater	Dure-mère	Duramadre	Tvrda moždana ovojnica
Elastina	Elastin	Élastine	Elastina	Elastin
Elettrolita	Electrolyte	Électrolyte	Electrolito	Elektrolit
Emoglobina	Hemoglobin	Hémoglobine	Hemoglobina	Hemoglobin
Eosinofilo	Eosinophil	Éosinophile	Eosinófilo	Eozinofil
Epididimo	Epididymis	Épididyme	Epidídimo	Pasjemenik
Eritrocita (globulo rosso)	Erythrocyte (red blood cell)	Érythrocyte (hématie, globule rouge)	Eritrocito (glóbulo rojo)	Eritrocit (crveno krvno tjelešce)
Esofago	Gullet (oesophagus)	Oesophage	Esófago	Jednjak
Estradiolo	Estradiol	Estradiol	Estradiol	Folikulin (estradiol)
Estrogeno	Estrogen	Estrogène	Estrógeno	Estrogen
Falange	Phalanx bone	Phalange	Falange	Kost prsta (falanga)
Faringe	Pharynx (gullet, gorge)	Pharynx	Faringe	Ždrijelo
Fascia muscolare	Muscular fascia	Fascia musculaire (périmysium)	Fascia profunda	Mišićna fascija
Fascio di His	Bundle of His	Faisceau de His	Haz de His	Hisov snopić
Fattore Rh negativo	Rh factor negative	Système Rhésus négatif	Factor Rh negativo	Negativan Rh faktor
Fattore Rh positivo	Rh factor positive	Système Rhésus positif	Factor Rh positivo	Pozitivan Rh faktor
Feci	Stool (feces)	Fèces	Excrementos (heces)	Stolica (feces, izmet)
Fegato	Liver	Foie	Hígado	Jetra
Femore	Thighbone (femur)	Os de la cuisse (fémur)	Fémur	Bedrena kost (femur)
Fibrina	Fibrin	Fibrine	Fibrina	Fibrin
Fibrinogeno	Fibrinogen	Fibrinogène	Fibrinógeno	Fibrinogen
Fibroblasto	Fibroblast	Fibroblaste	Fibroblasto (célula fija)	Fibroblast
Fluido corporale	Body fluid	Fluide corporel	Fluido corporal	Tjelesna tekućina
Fosfolipide	Phospholipid	Phospholipide	Fosfolípido	Fosfolipid
Fronte	Forehead	Front	Frente	Čelo
Gabbia toracica	Rib cage	Cage thoracique	Caja torácica	Grudni koš

Italiano	Inglese	Francese	Spagnolo	Croato
Gamba	Lower leg	Jambe	Pierna	Potkoljenica
Gas	Gas	Gaz	Gas	Plin
Gengiva	Gums (gingiva)	Gencive	Encia	Desni
Ghiandola	Gland	Glande	Glándula	Žlijezda
Ghiandola bulbouretrale (ghiandola di Cowper)	Bulbourethral gland (Cowper's gland)	Glande de Cowper (glande bulbo-uretrale)	Glándula bulbouretral (glándula de Cowper)	Bulbouretralna žlijezda (Cowperova žlijezda)
Ghiandola di Bartolini	Bartholin's gland	Glande de Bartholin	Glándula de Bartolino	Bartolinova žlijezda
Ghiandola lacrimale	Lachrymal gland	Glande lacrymale	Glándula lagrimal	Suzna žlijezda
Ghiandola pineale (epifisi)	Pineal body (pineal gland, epiphysis)	Glande pinéale (épiphyse)	Glándula pineal (epífisis)	Pinealna žlijezda (epifiza)
Ghiandola salivare	Salivary gland	Glande salivaire	Glándula salival	Žlijezda slinovnica
Ghiandola sebacea	Sebaceous gland	Glande sébacée	Glándula sebácea	Žlijezda lojnica
Ghiandola sudoripara	Sweat gland	Glande sudoripare (sudorale)	Glándula sudorípara	Žlijezda znojnica
Ginocchio	Knee	Genou	Rodilla	Koljeno
Glande	Glans	Gland	Glande	Glavić
Glicogeno	Glycogen	Glycogène	Glucógeno	Glikogen
Globulina	Globulin	Globuline	Globulina	Globulin
Glomerulo	Glomerulus	Glomérule	Glomérulo	Glomerul
Glucagone	Glucagon	Glucagon	Glucagón	Glukagon
Glucocorticoide	Glucocorticoid	Glucocorticoïde	Glucocorticoide	Glukokortikoid
Glucosio	Glucose	Glucose	Glucosa	Glukoza
Gola	Throat	Gorge	Garganta	Grlo
Gomito	Elbow	Coude	Codo	Lakat
Gonade	Sex gland (gonad)	Gonade	Gónada	Spolna žlijezda
Gonadotropina	Gonadotrophin	Gonadotrophine	Gonadotropina	Gonadotropin
Granulocita	Granulocyte	Granulocyte (polynucléaire)	Granulocito	Granulocit
Granulocita basofilo	Basophil granulocyte	Granulocyte basophile	Basófilo	Bazofilni granulocit
Gruppo sanguigno	Blood group	Groupe sanguin	Grupo sanguíneo	Krvna grupa
Gruppo sanguigno A	Blood group A	Groupe sanguin A	Grupo sanguíneo A	Krvna grupa A
Gruppo sanguigno AB	Blood group AB	Groupe sanguin AB	Grupo sanguíneo AB	Krvna grupa AB
Gruppo sanguigno B	Blood group B	Groupe sanguin B	Grupo sanguíneo B	Krvna grupa B
Gruppo sanguigno 0	Blood group 0	Groupe sanguin 0	Grupo sanguíneo 0	Krvna grupa 0
Guancia	Cheek	Joue	Mejilla (carrillo)	Obraz
Ileo	Ileum	Iléon (ileum)	Íleon	Ileum
Imene	Hymen	Hymen	Himen	Djevičnjak (himen)
Immunoglobulina	Immunoglobulin	Immunoglobuline	Inmunoglobulina	Imunoglobulin
Incisivo	Incisor	Incisive	Incisivo	Sjekutić (inciziv)
Incudine	Anvil (incus)	Enclume	Yunque	Nakovanj
Inguine	Groin	Aine	Ingle	Prepona
Insulina	Insulin	Insuline	Insulina	Inzulin
Intestino	Intestine	Intestin	Intestin	Crijevo
Intestino crasso (colon)	Large intestine (colon)	Gros intestin (côlon)	Intestino grueso (colon)	Debelo crijevo
Intestino tenue (piccolo intestino)	Small intestine	Intestin grêle	Intestino delgado	Tanko crijevo
Ipòfisi (ghiandola pituitaria)	Hypophysis (pituitary gland)	Hypophyse (glande pituitaire)	Hipófisis (glándula pituitaria)	Hipofiza
Ipotalamo	Hypothalamus	Hypothalamus	Hipotálamo	Hipotalamus
Iride	Iris	Iris	Iris	Šarenica
Ischio	Ischium	Ischium	Isquión	Sjedna kost
Labbro	Lip	Lèvre	Labio	Usna
Lacrima	Tear	Larme	Lágrima	Suza
Laringe	Larynx	Larynx	Laringe	Grkljan
Legamento	Ligament	Ligament	Ligamento	Ligament
Leucocita	Leukocyte	Leucocyte	Leucocito	Leukocit
Linfa	Lymph	Lymphe	Linfa	Limfa
Linfocita	Lymphocyte	Lymphocyte	Linfocito	Limfocit
Linfonodo	Lymph gland (lymph node)	Ganglion lymphatique (noeud lymphatique)	Ganglio linfático	Limfna žlijezda

Italiano	Inglese	Francese	Spagnolo	Croato
Lingua	Tongue	Langue	Lengua	Jezik
Lipidi	Fat	Matière grasse	Grasa	Mast
Liquido cefalorachidiano (liquor, liquido cerebrospinale)	Cerebrospinal fluid	Liquide cérébro-spinal	Líquido cefalorraquídeo (líquido cerebrospinal)	Moždana tekućina (likvor)
Liquido extracellulare	Interstitial fluid	Liquide interstitiel	Líquido intersticial (líquido tisular)	Međustanična tekućina
Liquido sinoviale (sinovia)	Synovial fluid (synovia)	Liquide synovial	Líquido sinovial	Zglobna tekućina (sinovijalna tekućina)
Lombo	Loin	Lombes	Espalda baja	Križa
Mammella	Breast	Sein	Mama	Dojka
Mandibola	Lower jaw (mandible)	Mandibule	Mandíbula	Donja čeljust (mandibula)
Mano	Hand	Main	Mano	Šaka
Martello	Hammer (malleus)	Marteau (malléus)	Martillo (malleus)	Čekić (malleus)
Meato acustico esterno	Auditory canal (ear canal)	Conduit auditif externe (canal auriculaire)	Conducto auditivo externo	Slušni kanal
Melanina	Melanin	Mélanine	Melanina	Melanin
Melatonina	Melatonin	Mélatonine (hormone du sommeil)	Melatonina	Melatonin
Membrana mucosa	Mucous membrane	Muqueuse	Mucosa	Sluznica
Membrana sinoviale	Synovial membrane	Membrane synoviale	Membrana sinovial	Sinovijalna opna
Meninge	Meninx	Méninge	Meninge	Moždana ovojnica
Menisco	Meniscus	Ménisque	Menisco	Zglobni menisk
Mento	Chin	Menton	Barbilla (mentón)	Brada
Metacarpo	Metacarpus	Métacarpe	Metacarpo	Pest (metakarpus)
Metatarso	Metatarsus	Métatarse	Metatarso	Donožje (metatarzus)
Midollo cerebrale	Brain marrow	Moelle du cerveau	Médula cerebral	Moždana srž
Midollo osseo	Bone marrow	Moelle osseuse	Médula ósea	Koštana srž
Midollo spinale	Spinal cord	Moelle épinière (moelle spinale)	Médula espinal	Kralježnična moždina
Mignolo	Little finger (pinky)	Auriculaire (petit doigt)	Dedo meñique	Mali prst
Milza	Spleen	Rate	Bazo	Slezena
Mineralcorticoide	Mineralcorticoid	Minéralcorticoïde	Mineralocorticoide	Mineralkortikoid (Na-hormon)
Miocardio	Cardiac muscle (myocardium)	Myocarde	Miocardio	Srčani mišić (miokard)
Molare	Molar	Molaire	Molar	Kutnjak (molar)
Monocita	Monocyte	Monocyte	Monocito	Monocit
Muco	Mucus	Mucus	Moco	Sluz
Mucosa gastrica	Gastric mucous membrane	Muqueuse gastrique	Mucosa estomacal	Želučana sluznica
Muscolo	Muscle	Muscle	Músculo	Mišić
Muscolo adduttore	Adductor muscle	Muscle adducteur	Músculo aductor	Mišić primicač
Muscolo bicipite brachiale	Biceps brachii muscle	Muscle biceps brachial	Músculo biceps braquial	Dvoglavi mišić nadlaktice
Muscolo brachiale	Brachialis muscle	Muscle brachial	Braquial anterior	Nadlaktični mišić
Muscolo ciliare	Ciliary muscle	Muscle ciliaire	Músculo ciliar	Cilijarni mišić
Muscolo deltoide	Deltoid muscle	Muscle deltoïde	Músculo deltoides	Rameni mišić (deltoideus)
Muscolo diaframma	Diaphragm	Diaphragme	Diafragma	Ošit (dijafragma)
Muscolo gluteo	Gluteal muscle	Muscle glutéal	Músculo glúteo	Sjedni mišić
Muscolo grande pettorale	Pectoralis major muscle	Muscle grand pectoral	Músculo pectoral mayor	Veliki prsni mišić
Muscolo intercostale	Intercostal muscle	Muscle intercostal	Músculo intercostal	Međurebreni mišić
Muscolo massetere	Masseter muscle	Muscle masséter	Músculo masetero	Žvakaći mišić
Musculo obliquo dell'addome	Abdominal oblique muscle	Muscle oblique de l'abdomen	Músculo oblicuo del abdomen	Kosi trbušni mišić
Muscolo piccolo pettorale	Pectoralis minor muscle	Muscle petit pectoral	Músculo pectoral menor	Mali prsni mišić
Muscolo quadricipite femorale	Quadriceps femoris muscle	Muscle quadriceps fémoral	Músculo cuádriceps crural	Četveroglavi bedreni mišić

Italiano	Inglese	Francese	Spagnolo	Croato
Muscolo retto dell'addome	Rectus abdominis muscle	Muscle droit de l'abdomen	Músculo recto mayor del abdomen	Ravni trbušni mišić
Muscolo romboide	Rhomboid muscle	Muscle rhomboïde	Músculo romboides	Romboidni mišić
Muscolo sartorio	Tailor's muscle (sartorius muscle)	Muscle couturier (muscle sartorius)	Músculo sartorio	Krojački mišić
Muscolo semimembranoso	Semimembranosus muscle	Muscle semi-membraneux	Músculo semimembranoso	Poluopnasti mišić
Muscolo semitendinoso	Semitendinosus muscle	Muscle semi-tendineux	Músculo semitendinoso	Polutetivni mišić
Muscolo striato	Striated muscle	Muscle strié	Músculo estriado	Poprečno-prugasti mišić
Muscolo trapezio	Trapezius muscle	Muscle trapèze	Músculo trapecio	Trapezni mišić
Muscolo tricipite del braccio	Triceps brachii muscle	Muscle triceps brachial	Músculo triceps braquial	Troglavi mišić nadlaktice
Muscolo tricipite della sura	Triceps surae muscle	Muscle triceps sural	Músculo triceps sural	Troglavi mišić potkoljenice
Narice	Nostril	Narine	Narina	Nosnica
Naso	Nose	Nez	Nariz	Nos
Nervo	Nerve	Nerf	Nervio	Živac
Nervo cranico	Cranial nerve	Nerf crânien	Nervio craneal	Moždani živac
Nervo ottico	Optic nerve	Nerf optique	Nervio óptico	Vidni živac
Nervo spinale	Spinal nerve	Nerf spinal	Nervio espinal	Spinalni živac
Nervo vestibolococleare (nervo stato-acustico)	Acoustic nerve (vestibulocochlear nerve)	Nerf vestibulocochléaire (nerf auditif)	Nervio auditivo (nervio vestibulococlear, nervio estatoacústico)	Slušni živac
Nodo atrioventricolare	Atrioventricular node	Noeud atrio-ventriculaire	Nódulo auriculoventricular	Atrioventrikularni čvor
Noradrenalina	Noradrenaline	Noradrénaline	Noradrenalina	Noradrenalin
Nuca	Nape (occiput)	Nuque	Nuca	Zatiljak
Occhio	Eye	Oeil	Ojo	Oko
Ombelico	Navel (belly button)	Ombilic (nombril)	Ombligo (pupo)	Pupak
Omero	Upper arm bone (humerus)	Humérus	Húmero	Nadlaktična kost (humerus)
Orbita oculare	Eye orbit	Orbite de l'oeil	Órbita	Očna šupljina
Orecchio	Ear	Oreille	Oído	Uho
Orecchio medio	Middle ear	Oreille moyenne	Oído medio	Srednje uho
Organo	Organ	Organe	Órgano	Organ
Ormone	Hormone	Hormone	Hormona	Hormon
Ormone antidiuretico (vasopressina)	Antidiuretic hormone (vasopressin)	Hormone antidiuré-tique (vasopressine)	Hormona anidiurética (arginina vasopresina)	Antidiuretski hormon (vazopresin)
Ormone luteinizzante	Luteinising hormone	Hormne lutéinisante	Hormona luteinizante (lutropina)	Luteinizirajući hormon
Ormone melanotropo	Melanotropin	Hormone mélanotrope (mélanocortine, mélanotropine)	Melanotropina	Melanotropin
Ossitocina	Oxytocin	Ocytocine (oxytocine)	Oxitocina	Oksitocin
Osso	Bone	Os	Hueso	Kost
Osso carpale	Wrist bone (carpal bone)	Os du carpe	Hueso del carpo	Kost zapešća (karpalna kost)
Osso dell'anca	Hip bone	Os coxal	Hueso coxal	Kost kuka
Osso etmoide	Ethmoid bone	Os ethmoïde	Hueso etmoides	Sitasta kost (etmoidna kost)
Osso frontale	Frontal bone	Os frontal	Hueso frontal	Čeona kost
Osso iliaco	Ilium	Ilion (ilium)	Ilion	Crijevna kost
Osso ioide	Hyoid bone (lingual bone)	Os hyoïde (os lingual)	Hueso hioides	Podjezična kost
Osso lacrimale	Lachrymal bone	Os lacrymal (unguis)	Unguis (hueso lacrimal)	Suzna kost
Osso mascellare	Upper jaw (maxilla)	Os maxillaire	Hueso maxilar superior (maxila)	Gornja čeljust (maksila)
Osso metacarpale	Metacarpal bone	Os métacarpe	Hueso del metacarpo	Kost pesti (metakarpalna kost)

Italiano	Inglese	Francese	Spagnolo	Croato
Osso metatarsale	Metatarsal bone	Os du métatarse	Hueso del metatarso	Kost donožja (metatarzalna kost)
Osso nasale	Nasal bone	Os nasal	Hueso proprio de la nariz (hueso nasal)	Nosna kost
Osso occipitale	Occipital bone	Os occipital	Hueso occipital	Zatiljna kost
Osso palatino	Palatine bone	Os palatin	Hueso palatino	Nepčana kost
Osso parietale	Parietal bone	Os pariétal	Hueso parietal	Tjemena kost
Osso sesamoide	Sesamoid bone	Os sésamoïde	Hueso sesamoide	Sezamska kost
Osso sfenoide	Sphenoid bone	Os sphénoïde	Hueso esfenoides	Klinasta kost (leptirasta kost)
Osso tarsale	Tarsal bone	Os du tarse	Hueso del tarso	Kost zastoplja (kost tarzusa)
Osso temporale	Temporal bone	Os temporal	Hueso temporal	Sljepoočna kost
Osso zigomatico	Zygoma (cheekbone, malar bone)	Os zygomatique (zygoma)	Hueso cigomático (malar)	Sponična kost
Ovaia	Ovary	Ovaire	Ovario	Jajnik
Padiglione auricolare	Pinna (auricle)	Pavillon auriculaire	Pabellón auricular (aurícula)	Ušna školjka
Palato	Palate	Palaise	Paladar	Nepce
Palato duro (volta palatina)	Hard palate	Palais osseux	Paladar óseo	Tvrdo nepce
Palato molle	Soft palate	Voile du palais	Úvula	Meko nepce
Palmo	Palm	Paume	Palma	Dlan
Palpebra	Eyelid	Paupière	Párpado	Kapak
Pancreas	Pancreas	Pancréas	Páncreas	Gušterača
Papilla gustativa	Taste bud	Papille gustative	Papila gustativa	Okusni pupoljak
Paratiroide	Parathyroid gland	Parathyroïde	Glándula paratiroides	Doštitnjača
Paratormone (ormone paratiroideo)	Parathyroid hormone	Parathormone (hormone parathyroïdienne)	Parathormona (hormona paratiroidea, paratirina)	Paratireoidni hormon
Parete addominale	Abdominal wall	Face de la cavité abdominale	Pared abdominal	Trbušna stijenka
Pelle (cute)	Skin	Peau	Piel	Koža
Pelo	Hair	Poil	Pelo	Dlaka
Pene	Penis	Pénis	Pene (falo)	Penis
Pericardio	Pericardium	Péricarde	Pericardio	Osrčje (perikard)
Perineo	Perineum	Périnée	Periné (perineo)	Međica (perineum)
Peritoneo	Peritoneum	Péritoine	Peritoneo	Potrbušnica (peritoneum)
Perone (fibula)	Fibula (calf bone)	Fibula (péroné)	Peroné (fíbula)	Lisna kost (fibula)
Pia madre	Pia mater	Pie-mère	Piamadre	Meka moždana ovojnica
Pianta del piede	Sole	Plante	Planta del pie	Taban
Piede	Foot	Pied	Pie	Stopalo
Plasma	Plasma	Plasma sanguin	Plasma sanguíneo	Plazma
Pleura (pleure)	Pleura	Plèvre	Pleura	Pleura
Pleura parietale	Parietal pleura	Plèvre pariétale	Pleura parietal	Porebrica (parijetalna pleura)
Pleura viscerale	Visceral pleura	Plèvre viscérale	Pleura visceral	Poplućnica (visceralna pleura)
Pollice	Thumb	Pouce	Dedo pulgar (pólice)	Palac
Polmone	Lung	Poumon	Pulmón	Plućno krilo
Polmoni	Lungs	Poumons	Pulmones	Pluća
Polpa dentaria	Dental pulp	Pulpe dentaire	Pulpa dentaria	Središte zuba (pulpa)
Polpaccio	Calf	Mollet	Pantorrilla	List
Polso	Wrist	Poignet	Muñeca	Ručni zglob
Pomo d'Adamo	Adam's apple	Pomme d'Adam	Nuez de Adán	Adamova jabučica
Poro	Pore	Pore	Poro	Pora
Premolare	Premolar	Prémolaire	Premolar	Pretkutnjak (premolar)
Prepuzio	Foreskin (prepuce)	Prépuce	Prepucio	Prepucij
Progesterone	Progesterone	Progestérone	Progesterona	Progesteron
Prostata	Prostate	Prostate	Próstata	Prostata
Proteina	Protein	Protéine	Proteína	Bjelančevina (protein)
Pube (osso pubico)	Pubis (pubic bone)	Os pubien	Pubis	Stidna kost

Italiano	Inglese	Francese	Spagnolo	Croato
Pupilla	Pupil	Pupille	Pupila	Zjenica
Radice del dente	Root of a tooth	Racine dentaire	Raíz del diente	Korijen zuba
Radio	Radius	Radius	Radio	Palčana kost
Rene	Kidney	Rein	Riñón	Bubreg
Rètina	Retina	Rétine	Retina	Mrežnica (retina)
Rotula (patella)	Kneecap (patella)	Rotule (patella)	Rótula (patela)	Iver (patela)
Saliva	Saliva (spit, slobber)	Salive	Saliva	Slina (pljuvačka)
Sangue	Blood	Sang	Sangre	Krv
Scapola (omoplata)	Shoulder blade (scapula)	Omoplate (scapula)	Omóplato (escápula)	Lopatica (skapula)
Scheletro	Skeleton	Squelette	Esqueleto	Kostur
Scheletro della bocca	Jaw	Mâchoire	Quijada	Čeljust
Schiena (dorso)	Back	Dos	Espalda	Leđa
Schiena alto	Upper back	Parti supérieur du dos	Espalda superior	Gornji dio leđa
Sclera	Sclera	Sclère	Eclerótica	Bjeloočnica
Sebo	Sebum	Sébum	Sebo cutáneo	Loj
Seno	Sinus	Sinus	Seno	Sinus
Sfintere	Sphincter	Sphincter	Esfinter	Kružni mišić (sfinkter)
Sigma (colon sigmoideo)	Sigmoid colon	Côlon sigmoïde	Colon sigmoide	Sigmoidni dio debelog crijeva
Sinapsi (bottone sinaptico)	Synapse	Synapse	Sinapsis	Sinapsa
Sistema nervoso parasimpatico	Parasympathetic nervous system	Système nerveux parasympatique (système vagal)	Sistema nervioso parasimpático	Parasimpatikus
Sistema nervoso simpatico	Sympathetic nervous system	Système nerveux orthosympathique (système nerveux sympathique)	Sistema nervioso simpático	Simpatikus
Smalto	Tooth enamel	Émail dentaire	Esmalte dental	Zubna caklina
Somatotropina	Growth hormone (somatotrophin)	Hormone de croissance (somatotropine)	Hormona de crecimiento somatotropa	Hormon rasta (somatotropin)
Sopracciglio	Eyebrow	Sourcils	Ceja	Obrva
Spalla	Shoulder	Épaule	Hombro	Rame
Sperma	Semen	Sperme	Semen (esperma)	Sperma
Spermatozoo	Sperm (spermatozoon)	Spermatozoïde	Espermatozoïde	Spermij
Staffa (columella)	Stirrup (stapes)	Étrier	Estribo	Stremen
Sterno	Breastbone (sternum)	Sternum	Esternón	Prsna kost (sternum)
Stomaco	Stomach	Estomac	Estómago	Želudac
Succo gastrico	Gastric juice	Suc gastrique	Jugo gástrico	Želučani sok
Succo intestinale	Intestinal juice	Suc intestinal	Jugo intestinal	Crijevni sok
Succo pancreatico	Pancreatic juice	Suc pancréatique	Jugo pancreático	Sok gušterače
Sudore	Sweat	Sueur	Sudor	Znoj
Surrene	Adrenal gland	Glande surrénale	Glándula suprarrenal	Nadbubrežna žlijezda
Talamo	Thalamus	Thalamus	Tálamo	Talamus
Tallone	Heel	Talon	Talón (calcañar)	Peta
Tarso	Tarsus	Tarse	Tarso	Zastoplje
Telencefalo (cervello)	Cerebrum (telencephalon)	Télencéphale (cerveau)	Telencéfalo	Veliki mozak (telencefalon)
Tempia	Temple	Tempe	Sien	Sljepoočnica
Tendine	Tendon (sinew)	Tendon	Tendón	Tetiva
Tessuto	Tissue	Tissu	Tejido	Tkivo
Tessuto adiposo	Fat tissue	Tissu adipeux (masse grasse)	Tejido graso (tejido adiposo)	Masno tkivo
Tessuto muscolare liscio	Smooth muscle	Muscle lisse	Músculo liso	Glatki mišić
Testa	Head	Tête	Cabeza	Glava
Testicolo	Testicle	Testicule	Testículo	Jaje (mudo, testis)
Testosterone	Testosterone	Testostérone	Testosterona	Testosteron
Tibia	Shinbone (tibia)	Tibia	Tibia	Goljenica (tibija)
Timo	Thymus	Thymus	Timo	Grudna žlijezda (timus)

Italiano	Inglese	Francese	Spagnolo	Croato
Timpano (membrana timpanica)	Eardrum (tympanic membrane)	Tympan	Timpano	Bubnjić
Tiroide	Thyroid	Thyroïde	Tiroides	Štitnjača
Tirotropina (ormone tireostimolante)	Thyroid-stimulating hormone (TSH, thyrotropin)	Thyréostimuline (thyréotropine)	Tirotropina (TSH, hormona estimulante de la tiroides)	Tireotropin (TSH)
Tiroxina	Thyroxine	Thyroxine	Tiroxina (tetrayodotironina, T4)	Tiroksin
Tonsille	Tonsil	Tonsille	Amígdala	Krajnik
Torace	Chest	Torse	Pecho	Grudište (prsa)
Trachea	Windpipe (trachea)	Trachée	Tráquea	Dušnik
Trigliceride	Triglyceride	Triglycéride	Triglicérido	Triglicerid
Triiodotironina	Triiodothyronine	Triiodothyronine	Triiodotironina	Trijodtironin
Trombocita (piastrina)	Thrombocyte	Thrombocyte	Plaqueta (trombocito)	Trombocit
Tronco	Trunk (torso)	Tronc	Tronco	Trup (torzo)
Tronco encefalico	Brain stem	Tronc cérébral	Tronco del encéfalo	Moždano stablo
Tuba di Falloppio	Fallopian tube (oviduct)	Trompe de Fallope	Trompa de Falopio (tuba uterina, oviducto)	Jajovod
Ulna (cubito)	Ulna	Ulna (cubitus)	Cúbito (ulna)	Lakatna kost (ulna)
Unghia	Nail	Ongle	Uña	Nokat
Uovo	Ovum	Ovule	Óvulo	Jajašce
Urea	Urea	Urée (carbamide)	Urea	Mokraćevina (urea, ureja)
Uretere	Ureter	Uretère	Uréter	Mokraćovod (ureter)
Uretra	Urethra	Urètre	Uretra	Vanjska mokraćna cijev (uretra)
Urina	Urine	Urine	Orina	Mokraća (urin)
Utero	Womb (uterus)	Utérus	Matriz (útero, seno materno)	Maternica (uterus)
Vagina	Vagina	Vagin	Vagina (colpos)	Rodnica (vagina)
Valvola	Valve (valvula)	Valve	Válvula	Zalistak
Valvola cardiaca	Heart valve (cardiac valve)	Valve cardiaque	Válvula cardiaca (válvula de corazón)	Srčani zalistak
Valvola mitrale (valvola bicuspide)	Mitral valve (bicuspid valve)	Valve mitrale (valve bicuspide)	Válvula bicúspide (válvula mitral)	Mitralni zalistak (bikuspidalni zalistak)
Valvola semilunare aortica	Aortic valve	Valve aortique	Válvula sigmoidea aórtica	Polumjesečasti aortni zalistak
Valvola tricuspide	Tricuspid valve	Valve tricuspide	Válvula tricúspide	Trolisni zalistak
Vaso linfatico	Lymph vessel	Vaisseau lymphatique	Vaso linfático	Limfna žila
Vaso sanguigno	Blood vessel	Vaisseau sanguin	Vaso sanguíneo	Krvna žila
Vena	Vein	Veine	Vena	Vena
Vena cava inferiore	Inferior vena cava	Veine cave inférieure	Vena cava inferior	Donja šuplja vena
Vena cava superiore	Superior vena cava	Veine cave supérieure	Vena cava superior	Gornja šuplja vena
Vena porta	Portal vein	Veine porte	Vena porta	Portalna vena
Ventricolo	Ventricle	Ventricule	Ventrículo	Klijetka
Ventricolo cardiaco	Cardiac ventricle	Ventricule cardiaque	Ventrículo cardíaco	Srčana klijetka
Ventricolo cerebrale	Brain ventricle	Ventricule cérébral	Ventrículo cerebral	Moždana klijetka
Venula	Venule	Veinule (vénule)	Vénula	Venula
Vertebra	Vertebra	Vertèbre	Vértebra	Kralježak
Vertebra coccigea	Coccygeal vertebra	Vertèbre coccygienne	Vértebra coccígea	Trtični kralježak
Vertebra lombare	Lumbar vertebra	Vertèbre lombale	Vértebra lumbar	Slabinski kralježak (lumbalni kralježak)
Vertebra sacrale	Sacral vertebra	Vertèbre sacrale	Vértebra sacra	Krstačni kralježak (sakralni kralježak)
Vertebra toracica	Thoracic vertebra	Vertèbre thoracique	Vértebra torácica	Leđni kralježak (grudni ili torakalni kralježak)
Vertice della testa	Vertex (crown of head)	Vertex	Vértice craneal	Tjeme
Vescica urinaria	Urinary bladder	Vessie	Vejiga urinaria	Mokraćni mjehur

Italiano	Inglese	Francese	Spagnolo	Croato
Vescicola seminale	Seminal vesicle	Vésicule séminale (glande vésiculeuse)	Vesicula seminal	Sjemena vrećica
Vestibolo	Vestibule	Vestibule	Vestíbulo	Predvorje (vestibulum)
Villo intestinale	Intestinal villus	Villosité intestinale	Vellosidad intestinal	Crijevna resica
Viso	Face	Visage	Cara (faz)	Lice
Vomere	Vomer	Vomer	Vómer	Raonik (vomer)
Vulva	Vulva	Vulve	Vulva	Stidnica

I SINTOMI, FERITE E MALATTIE:	SYMPTOMS, INJURIES AND DISEASES:	LES SYMPTÔMES, BLESSURES ET MALADIES:	SÍNTOMAS, HERIDAS Y ENFERMEDADES:	SIMPTOMI, OZLJEDE I BOLESTI:
Abbassamento della pressione del sangue	Blood pressure fall	Pression artérielle effondrée	Caída de la presión arterial	Pad krvnog tlaka
Abilità di muoversi	Movement ability	Capacité de mouvement	Capacidad de movimiento	Sposobnost kretanja
Abitudine di mangiare le unghie (onicofagia)	Nail biting (onychophagia)	Se ronger les ongles (onychophagie)	Comerse las uñas (onicofagia)	Griženje noktiju (onikofagija)
Abrasione (escoriazione)	Abrasion	Écorchure	Abrasión (escoriación)	Ojedina (abrazija)
Abulia	Aboulia (disorder of diminished motivation)	Aboulie	Abulia	Abulija (poremećaj umanjene motivacije)
Acariasi	Acariasis	Acariase	Acariasis	Akarijaza
Acidosi	Acidosis	Acidose	Acidosis	Acidoza
Acidosi metabolica	Metabolic acidosis	Acidose métabolique	Acidosis metabólica	Metabolička acidoza
Acidosi renale tubulare	Renal tubular acidosis	Acidose tubulaire rénale	Acidosis tubular renal	Renalna tubularna acidoza
Acloridria	Achlorhydria	Achlorhydrie	Aclorhidria	Aklorhidrija
Acne	Acne	Acné	Acné	Akne
Acne miliare	Milia (milk spots)	Milium (grutum, acné miliaire)	Milium (milia)	Milije (dječje akne)
Acne volgare (acne)	Acne vulgaris	Acné papulo-pustuleuse	Acné común (acne vulgaris)	Vulgarne akne
Acondroplasia	Achondroplasia	Achondroplasie	Acondroplasia	Ahondroplazija
Acrocianosi	Acrocyanosis	Acrocyanose	Acrocianosis	Akrocijanoza
Acrofobia (paura dei luoghi e levati)	Acrophobia (fear of heights)	Acrophobie (peur des hauteurs)	Acrofobia (miedo a las alturas)	Akrofobija (strah od visine)
Acromegalia	Acromegaly	Acromégalie	Acromegalia	Akromegalija
Actinomicosi	Actinomycosis	Actinomycose	Actinomicosis	Aktinomikoza
Addome acuto	Acute abdomen	Abdomen aigu	Abdomen agudo	Akutni abdomen
Adenocarcinoma	Adenocarcinoma	Adénocarcinome	Adenocarcinoma	Adenokarcinom
Adenoma	Adenoma	Adénome	Adenoma	Adenom
Adenoma epatocellulare	Hepatocellular adenoma	Adénome hépatocellulaire	Adenoma hepático (adenoma hepatocelular)	Hepatocelularni adenom
Adenoma tubulare	Tubular adenoma	Adénome tubulaire	Adenoma tubular	Tubularni adenom
Adenopatia	Adenopathy	Adénopathie	Adenopatía	Adenopatija
Adenosi sclerosante	Sclerosing adenosis	Adénose sclérosante	Adenosis esclerosante	Sklerozirajuća adenoza
Affogamento	Drowning	Noyade	Ahogamiento	Utapanje
Afta (ulcera all'interno della cavità orale)	Aphtha (mouth ulcer)	Aphte (ulcère de la muqueuse buccale)	Afta (úlcera en la mucosa oral)	Afte (ulceracija sluznice usta)
Agenesia (mancanza di un organo)	Agenesis (absence of an organ)	Agénésie	Agenesia (ausencia de un órgano)	Agenezija (nedostatak jednog organa)
Agenesia renale	Renal agenesis	Agénésie rénale	Agenesia renal	Agenezija bubrega
Agranulocitosi	Agranulocytosis	Agranulocytose	Agranulocitosis	Agranulocitoza
Albinismo	Albinism	Albinisme	Albinismo	Albinizam
Albuminuria	Albuminuria	Albuminurie	Albuminuria	Albuminurija
Alcalosi	Alkalosis	Alcalose	Alcalosis	Alkaloza
Alcalosi respiratoria	Respiratory alkalosis	Alcalose respiratoire	Alcalosis respiratoria	Respiratorna alkaloza
Alcolismo	Alcoholism	Alcoolisme	Alcoholismo	Alkoholizam

Italiano	Inglese	Francese	Spagnolo	Croato
Algodistrofia	Algodystrophy	Algodystrophie	Algodistrofia	Algodistrofija
Allergia	Allergy	Allergie	Alergia	Alergija
Allergia a farmaci	Drug allergy	Allergie aux médicaments	Alergia al medicamento	Alergija na lijekove
Allergia a pello di animali	Fur allergy	Allergie aux animaux à poils	Alergia al pelo de los animales	Alergija na životinjsku dlaku
Allergia a polvere	Dust allergy	Allergie à la poussière	Alergia al polvo	Alergija na prašinu
Allergia alimentare	Food allergy	Allergie alimentaire	Alergia a alimentos	Alergija na hranu
Allergia alle piume	Feather allergy	Allergie aux plumes	Alergia a las plumas	Alergija na perje
Allergia da poline	Pollen allergy	Allergie au pollen	Alergia al polen	Alergija na pelud
Alluce valgo	Bunion	Hallux valgus	Bunión (hallux valgus)	Čukalj
Allucinazione	Hallucination	Hallucination	Alucinación	Halucinacija
Alopecia	Alopecia	Alopécie	Alopecia	Ćelavost
Alopecia areata	Alopecia areata	Alopécie areata	Alopecia areata	Alopecia areata
Alopecia universale	Alopecia universalis	Alopécie universalis	Alopecia areata universal	Opća alopecija
Alterazione della conoscenza	Changes in consciousness	Changements de conscience	Cambios en la conciencia	Promjene stanja svijesti
Alterazioni dello stato psishico	Psychic changes	Changements psychiques	Cambios psiquicos	Psihičke promjene
Ambliopia	Lazy eye (amblyopia)	Mal-voyance (amblyopie)	Ojo vago (ambliopía)	Slabovidnost
Amebiasi	Amebiasis (amebic dysentery)	Amibiase (dysenterie amibienne)	Disentería amebiana (amebiasis)	Amebijaza
Amiloidosi	Amyloidosis	Amylose (amyloïdose, maladie orpheline)	Amiloidosis	Amiloidoza
Ammaccatura (ecchimosi)	Bruise (ecchymosis)	Ecchymose	Moretón (equimosis)	Modrica (ekhimoza)
Amnesia	Amnesia	Amnésie	Amnesia	Amnezija
Amputazione	Amputation	Amputation	Amputación	Amputacija
Anafilassi	Anaphylactic shock	Choc anaphylactique	Choque anafiláctico	Anafilaktični šok
Analgesia	Analgesia (loss of pain sensation)	Analgésie	Analgesia	Analgezija (neosjetljivost na bol)
Anchilosi	Ankylosis (joint stiffness)	Ankylose	Anquilosis	Ankiloza (ukočenje zgloba)
Anchilostomiasi	Ancylostomiasis	Ankylostomose	Anquilostomiasis	Ankilostomijaza
Androblastoma	Androblastoma (Sertoli-Leydig cell tumor)	Androblastome (tumeur à cellule de Sertoli et Leydig)	Tumor de células de Sertoli-Leydig (arrenoblastoma)	Androblastom (tumor Sertoli-Leydigovih stanica)
Anemia	Anemia	Anémie	Anemia	Slabokrvnost (anemija)
Anemia aplastica	Aplastic anemia	Anémie aplasique	Anemia aplásica	Aplastična anemija
Anemia da carenza di ferro	Iron deficiency anemia (sideropenic anemia)	Anémie ferriprive	Anemia ferropénica	Anemija radi deficita željeza (sideropenična anemija)
Anemia da malattia cronica	Anemia of chronic disease	Anémie des maladies chroniques	Anemia de enfermedades crónicas	Anemija kronične bolesti
Anemia drepanocitica	Sickle-cell disease (sickle-cell anemia)	Drépanocytose (anémie à cellules falciformes)	Anemia falciforme (anemia drepanocítica)	Anemija srpastih stanica
Anemia emolitica	Hemolytic anemia	Anémie hémolytique	Anemia hemolítica	Hemolitična anemija
Anemia ipocromica	Hypochromic anemia	Anémie hypochrome	Anemia hipocrómica	Hipokromna anemija
Anemia megaloblastica	Megaloblastic anemia	Anémie mégaloblastique	Anemia megaloblástica	Megaloblastična anemija (anemija radi deficita vitamina)
Anemia perniciosa	Pernicious anemia	Anémie pernicieuse	Anemia perniciosa	Pernicozna anemija
Anencefalia	Anencephaly	Anencéphalie	Anencefalia	Anencefalija
Aneurisma	Aneurysm (aneurism)	Anévrisme (anévrysme)	Aneurisma	Aneurizma
Aneurisma aortica	Aortic aneurysm	Anévrisme de l'aorte	Aneurisma de aorta	Aneurizma aorte

Italiano	Inglese	Francese	Spagnolo	Croato
Aneurisma arteriosa congenita alla base dell'encefalo	Congenital aneurysm of arteries at the base of the brain	Anévrisme congénital de l'artère à la base du cerveau	Aneurisma congénito arterial de la base del cerebro	Urođena aneurizma arterija baze mozga
Aneurisma cerebrale	Cerebral aneurysm	Anévrisme intra-crânien	Aneurisma cerebral	Cerebralna aneurizma
Aneurisma cerebrale sferica	Ball-shaped aneurysm of the brain artery	Anévrisme intra-crânien en forme de sac	Aneurisma cerebral arterial sacular	Kuglasta aneurizma arterije mozga
Aneurisma dell'aorta addominale	Abdominal aortic aneurysm	Anévrisme de l'aorte abdominale	Aneurisma de aorta abdominal	Aneurizma abdominalne aorte
Aneurisma dell'aorta toracica	Thoracic aortic aneurysm	Anévrisme aortique thoracique	Aneurisma de aorta torácica	Aneurizma torakalne aorte
Angina	Angina	Angine	Angina	Angina
Angina di Prinzmetal	Prinzmetal's angina	Angine de Prinzmetal	Angina de Prinzmetal	Prinzmetalova angina
Angina pectoris	Angina pectoris	Angine de poitrine (angor)	Angina de pecho (angor, angor pectoris)	Angina pektoris
Angioedema (edema di Quincke, edema angioneurotico)	Angioedema (angioneurotic edema)	Oedème de Quincke (angio-oedème)	Angioedema (edema de Quincke)	Angioedem (Quinckeov edem, angioneurotski edem)
Angioma	Angioma	Angiome	Angioma	Angiom
Angioma a ragno	Spider angioma (spider nevus)	Angiome stellaire	Angioma en araña (angioma aracnoideo)	Paukoliki angiom (spider nevus)
Angiosarcoma	Angiosarcoma	Angiosarcome	Angiosarcoma	Angiosarkom
Anisakidosi	Anisakiasis	Anisakiase	Anisakiasis (anisakidosis)	Anisakijaza
Anomalia cerebrovascolare	Cerebrovascular anomaly	Anomalie cérébrovasculaire	Malformación arteriovenosa cerebral	Anomalija moždanih krvnih žila
Anomalia di sviluppo del sistema nervoso	Brain development anomaly	Anomalie du développement cérébral	Malformación del desarrollo cerebral	Anomalija u razvoju mozga
Anomalie di sviluppo	Development anomalies	Anomalies de développement	Anomalías del desarrollo	Razvojne anomalije
Anoressia	Anorexia	Anorexie	Anorexia	Anoreksija
Anormale perdita di sangue durante il ciclo mestruale (menorragia)	Abnormally heavy menstrual period (menorrhagia)	Cycle menstruel anormalement excessice (ménorragie)	Pérdida de sangre mayor durante la menstruación (menorragia)	Abnormalno velik gubitak krvi tijekom mjesečnice (menoragija)
Ansia (ansietà)	Anxiety	Anxiété	Ansiedad	Nemir (anksioznost)
Antrace	Anthrax	Charbon	Carbunco (ántrax)	Antraks (bedrenica, crni prišt)
Antracosi	Anthracosis	Anthracose	Antracosis	Antrakoza
Anuria (produzione di urina < 100 ml nelle 24 ore)	Anuria (passage of urine < 100 ml in 24 hours)	Anurie (volume urinaire < 100 ml par 24 heures)	Anuria (menos de 100ml de orina en 24h)	Anurija (lučenje urina < 100 ml u 24 sata)
Aplasia	Aplasia	Aplasie	Aplasia	Aplazija
Apoplessia	Apoplexy	Apoplexie (attaque d'apoplexie)	Apoplejía (golpe apoplético)	Moždano krvarenje (apopleksija)
Appendicite acuta	Acute appendicitis	Appendicite aiguë	Apendicitis aguda	Akutna upala crvuljka
Appetito	Appetite	Appétit	Apetito	Apetit
Aritmia	Arrhythmia	Arythmie	Arritmia	Aritmija
Aritmia cardiaca	Cardiac arrhythmia	Arythmie cardiaque	Arritmia cardiaca	Srčana aritmija
Arresto cardiaco	Cardiac arrest (cardiopulmonary arrest)	Arrêt cardiaque (arrêt ventilatoire, arrêt cardio-respiratoire)	Paro cardiaco (parada cardiorrespiratoria)	Zastoj srca (srčani arest)
Arteriosclerosi	Arteriosclerosis	Artérosclérose	Arteriosclerosis	Arterioskleroza
Arterite temporale (arterite di Horton)	Giant cell arteritis (temporal arteritis)	Artérite giganto-cellulaire (maladie de Horton, artérite temporale)	Arteritis de células gigantes (arteritis de la temporal)	Arteritis divovskih stanica (temporalni arteritis)
Articolazione doloroso (artralgia)	Joint pain (arthralgia)	Douleur articulaire (arthralgie)	Dolor en articulación (artralgia)	Bol u zglobu (artralgija)

Italiano	Inglese	Francese	Spagnolo	Croato
Artrite idiopatica giovanile	Juvenile rheumatoid arthritis	Arthrite chronique juvénile	Artritis juvenil	Mladenački reumatoidni artritis (juvenilni reumatoidni artritis)
Artrite psoriasica	Psoriatic arthritis	Arthrite psoriatique	Artritis psoriásica	Psorijatični artritis
Artrite reumatoide	Rheumatoid arthritis	Arthrite rhumatoïde	Artritis reumatoide	Reumatoidni artritis
Artrite settica	Infectious arthritis (septic arthritis)	Arthrite septique	Artritis infecciosa (artritis séptica)	Infekcijski artritis (septički artritis)
Artrite tubercolare	Tuberculous arthritis	Arthrite tuberculeuse	Artritis tuberculosa	Tuberkulozni artritis
Artrogriposi	Arthrogryposis	Arthrogrypose	Artrogriposis	Artrogripoza
Artropatia	Arthropathy	Arthropathie	Artropatia	Artropatija
Artropatia emofilica	Hemophiliac arthropathy	Arthropathie hémophile	Artropatía hemofilica	Hemofilična artropatija
Artrosi	Arthrosis (osteoarthritis, degenerative arthritis)	Arthrose (arthropathie chronique dégénérative)	Artrosis	Artroza (osteoartritis, degenerativni artritis)
Artrosi al piede	Foot arthrosis	Arthrose du pied	Artrosis del pie	Artroza stopala
Artrosi della mano	Hand arthrosis	Arthrose de le main	Artrosis de mano	Artroza šake
Artrosi di anca	Hip arthrosis	Arthrose de hanche (coxarthrose)	Artrosis de cadera (coxartrosis)	Artroza kuka (koksartroza)
Artrosi di caviglia	Ankle arthrosis	Arthrose de cheville	Artrosis de tobillo	Artroza skočnog zgloba
Artrosi di ginocchio	Knee arthrosis	Arthrose du genou (gonarthrose)	Artrosis de rodilla (gonartrosis)	Artroza koljena (gonartroza)
Artrosi glenoomerale	Shoulder arthrosis	Arthrose de l'épaule	Artrosis del hombro	Artroza ramena
Artrosi di gomito	Elbow arthrosis	Arthrose du coude	Artrosis de codo	Artroza lakta
Artrosi di polso	Wrist arthrosis	Arthrose du poignet	Artrosis de muñeca	Artroza ručnog zgloba
Asbestosi	Asbestosis	Asbestose (amiantose)	Asbestosis	Azbestoza
Ascaridiasi	Ascaridosis	Ascaridiose	Ascaridiasis	Askaridijaza
Ascesso	Abscess	Abcès	Absceso	Apsces
Ascesso anale	Anal abscess	Abcès anale	Absceso anal	Analni apsces
Ascesso cerebrale	Brain abscess	Abcès cérébral	Absceso cerebral	Apsces mozga
Ascesso di Brodie	Brodie abscess	Abcès de Brodie	Absceso de Brodie	Brodijev apsces
Ascesso epatico	Liver abscess	Abcès hépatique	Absceso hepático	Apsces jetre
Ascesso perianale	Perianal abscess	Abcès périanal	Absceso perianal	Perianalni apsces
Ascesso perinefrico	Perinephric abscess	Abcès périnéphrique	Absceso perinéfrico	Paranefritički apsces
Ascesso peritonsillare	Quinsy (peritonsillar abscess)	Abcès périamygdalien	Absceso peritonsilar	Gnojna upala krajnika
Ascesso polmonare	Lung abscess	Abcès pulmonaire	Absceso pulmonar	Apsces pluća
Ascite	Ascites	Ascite	Ascitis	Ascites
Asfissia	Asphyxia	Asphyxie	Asfixia	Asfiksija
Asma	Asthma	Asthme	Asma	Astma
Aspergilloma (micetoma)	Aspergilloma (mycetoma, fungus ball)	Aspergillome	Aspergiloma (micetoma)	Aspergilom
Aspergillosi	Aspergillosis	Aspergillose	Aspergilosis	Aspergiloza
Assenza di mestruazioni (amenorrea)	Absence of menstrual period (amenorrhea)	Absence des règles (aménorrhée)	Ausencia de la menstruación (amenorrea)	Izostanak mjesečnice (amenoreja)
Assenza di respirazione (apnea)	Suspension of external breathing (apnea)	Arrêt respiratoire (apnée)	Falta de respiración (apnea)	Zastoj disanja (apnea)
Astigmatismo	Astigmatism	Astigmatisme	Astigmatismo	Astigmatizam
Astrocitoma	Astrocytoma	Astrocytome	Astrocitoma	Astrocitom
Atassia ereditaria	Hereditary ataxia	Ataxie héréditaire	Ataxia de Friidreich (ataxia hereditaria)	Heredoataksija
Atelectasia polmonare	Pulmonary atelectasis	Atélectasie pulmonaire	Atelectasia pulmonar	Atelektaza pluća
Aterosclerosi	Atherosclerosis	Athérosclérose	Ateroesclerosis	Ateroskleroza
Atetosi	Athetosis	Athétose	Atetosis	Atetoza
Atonia muscolare	Atony (atonia)	Atonie	Atonia	Atonija
Atresia anale	Anal atresia	Atrésie anale	Atresia anal	Atrezija anusa
Atresia biliare	Bile duct atresia	Atrésie biliare	Atresia biliar	Atrezija žučnih vodova

Italiano	Inglese	Francese	Spagnolo	Croato
Atresia duodenale	Duodenal atresia	Atrésie duodénale	Atresia duodenal	Atrezija dvanaesnika
Atresia esofagea	Esophageal atresia	Atrésie de l'oesophage	Atresia esofàgica	Atrezija jednjaka
Atresia intestinale	Intestinal atresia	Atrésie intestinale	Atresia intestinal	Crijevna atrezija
Atrofia	Atrophy	Atrophie	Atrofia	Atrofija
Atrofia di Sudeck	Sudeck's atrophy	Atrophie de Sudeck	Atrofia de Sudeck	Sudeckova distrofija
Atrofia multi-sistemica	Multiple system atrophy	Atrophie multisystématisée	Atrofia multisistémica	Multipla sistemska atrofija
Attaco di panico	Panic attack	Crise de panique	Ataque de pánico	Napadaj panike
Aumentata emissione di urina (poliuria)	Passage of large volumes of urine (polyuria)	Sécrétion d'urine en quantité abondante (polyurie)	Gasto urinario excesivo (poliuria)	Učestalo mokrenje velikih količina mokraće (poliurija)
Aumento del ritmo respiratorio (tachipnea)	Rapid breathing (tachypnea)	Respiration accélérée (tachypnée)	Respiración rápida (taquipnea)	Ubrzano disanje (tahipnea)
Aumento del senso della sete (polidipsia)	Increased thirst senasation (polydipsia)	Soif excessive (polydipsie)	Aumento anormal de la sed (polidipsia)	Pojačan osjećaj žeđi (polidipsija)
Aumento della distanza fra due parti del corpo (ipertelorismo)	Increased distance between two organs or parts of the body (hypertelorism)	Élargissement de la distance des organes (hypertélorisme)	Aumento de la separación de los organos (hipertelorismo)	Povećan razmak između dva organa ili dijela tijela (hipertelorizam)
Aumento della pelosità (ipertricosi)	Increased hairiness (hypertrichosis)	Pilosité excessive (hypertrichose)	Exceso de cabello (hipertricosis)	Pojačana dlakavost
Aumento della sudorazione (iperidrosi)	Excessive sweating (hyperhidrosis)	Sudation excessive (hyperhidrose)	Excesiva producción de sudor (hiperhidrosis)	Prekomjerno znojenje (hiperhidroza)
Aumento di perdita di capelli	Increased hair loss	Perte de cheveux excessive	Aumento de la cáida del cabello	Pojačano opadanje kose
Aumento di volume del fegato (epatomegalia)	Enlarged liver (hepatomegaly)	Augmentation du foie (hépatomégalie)	Aumento del tamaño del hígado (hepatomegalia)	Povećanje jetre (hepatomegalija)
Aumento incontrollato dell'appetito (polifagia)	Excessive hunger (polyphagia)	Faim excessive (polyphagie)	Aumento anormal de la necesidad de comer (polifagia)	Neumjerena glad
Aumento incontrollato di assunzione di cibo (iperfagia)	Abnormally large intake of food (hyperphagia)	Prise excessive d'aliments (hyperphagie)	Ingestas descontroladas de alimentos (hiperfagia)	Prekomjerno jedenje (hiperfagija)
Autismo	Autism	Autisme	Autismo	Autizam
Autolesionismo	Self-harm	Automutilation	Autolesión (automutilación)	Samoozljeđivanje
Aviofobia (paura di volare)	Aviophobia (fear of flying)	Aerophobie (peur de l'avion)	Aerofobia (miedo a volar)	Aerofobija (strah od letenja)
Avitaminosi	Avitaminosis	Avitaminose	Avitaminosis	Avitamonoza
Avvelenamento (intossicazione)	Poisoning (toxication)	Empoisonnement (toxicité)	Envenenamiento (intoxicación)	Trovanje
Avvelenamento da alcali	Alkali poisoning	Empoisonnement par alcalis	Intoxicación por álcalis	Trovanje alkalima
Avvelenamento da alcool	Alcohol poisoning	Empoisonnement par l'alcool	Intoxicación por alcohol	Trovanje alkoholom
Avvelenamento da amianto	Asbestos poisoning	Empoisonnement par l'amiante	Envenenamiento por asbesto	Trovanje azbestom
Avvelenamento da armi chimiche	Chemical warfare poisoning	Intoxcation par arme chimique	Intoxicación por armas químicas	Trovanje kemijskim oružjem
Avvelenamento da arsenico	Arsenic poisoning	Empoisonnement à l'arsenic	Envenenamiento por arsénico	Trovanje arsenom
Avvelenamento da cadmio	Cadmium poisoning	Empoisonnement au cadmium	Envenenamiento por cadmio	Trovanje kadmijem
Avvelenamento da cianuro	Cyanide poisoning	Empoisonnement au cyanure	Envenenamiento por cianuro	Trovanje cijanidom
Avvelenamento da cibo	Food poisoning	Empoisonnement alimentaires	Intoxicación alimentaria	Trovanje hranom
Avvelenamento da ferro	Iron poisoning	Empoisonnement au fer	Intoxicación por hierro	Trovanje željezom

Italiano	Inglese	Francese	Spagnolo	Croato
Avvelenamento da funghi	Mushroom poisoning	Empoisonnement par des champignons	Envenenamiento por setas	Trovanje gljivama
Avvelenamento da gas	Gas poisoning	Empoisonnement au gaz	Envenenamiento por gas	Trovanje plinom
Avvelenamento da gas tossico	Warfare gases poisoning	Intoxication par gaz de combat	Intoxicación por armas gaseosas	Trovanje bojnim otrovima
Avvelenamento da insetticidi	Insecticide poisoning	Empoisonnement au insecticide	Envenenamiento por insecticidas	Trovanje insekticidima
Avvelenamento da litio	Lithium poisoning	Empoisonnement au lithium	Intoxicación por litio	Trovanje litijem
Avvelenamento da mercurio	Mercury poisoning	Empoisonnement au mercure	Envenenamiento por mercurio	Trovanje živom
Avvelenamento da metanolo	Methanol poisoning	Empoisonnement au méthanol	Intoxicación por metanol	Trovanje metanolom
Avvelenamento da molluschi	Shellfish poisoning	Intoxication par des coquillages	Intoxicación por mariscos	Trovanje školjkašima
Avvelenamento da monossido di carbonio	Carbon monoxide poisoning	Empoisonnement au monoxyde de carbone	Intoxicación por monóxido de carbono	Trovanje ugljičnim monoksidom
Avvelenamento da paracetamolo	Paracetamol poisoning	Intoxication par le paracétamol	Intoxicación por paracetamol	Trovanje paracetamolom
Avvelenamento da pesci	Fish poisoning	Empoisonnement du poisson	Intoxicación por pescado	Trovanje ribom
Avvelenamento da piombo (saturnismo)	Lead poisoning	Empoisonnement au plomb	Envenenamiento por plomo	Trovanje olovom
Avvelenamento da radiazione	Radiation poisoning	Empoisonnement par radiations	Envenenamiento por radiación	Trovanje zračenjem
Avvelenamento da salicilati	Salicylate poisoning	Empoisonnement au salicylate	Intoxicación por salicilatos	Trovanje salicilatima
Avvelenamento da tallio	Thallium poisoning	Empoisonnement au thallium	Envenenamiento por talio	Trovanje talijem
Barcollamento	Shuffling gait	Démarche traînante	Marcha arrastrando los pies	Teturav nesiguran hod
Barotrauma	Barotrauma	Barotraumatisme	Barotraumatismo (barotrauma)	Barotrauma
Bartonellosi	Bartonellosis	Bartonellose	Bartonelosis	Bartoneloza
Basalioma (carcinoma basocellulare)	Basal cell carcinoma	Carcinome basocellulaire	Carcinoma de células basales (basilioma)	Karcinom bazalnih stanica (bazaliom)
Basofilia	Basophilia	Basophilie	Basofilia	Bazofilija
Bassa pressione arteriosa (ipotensione)	Low blood pressure (hypotension)	Baisse de la pression artérielle (hypotension artérielle)	Presión sanguinea baja (hipotensión)	Nizak krvni tlak (hipotenzija)
Bassa temperatura corporea (ipotermia)	Decreased body temperature (hypothermia)	Température corporelle basse (hypothermie)	Temperatura corporal baja (hipotermia)	Snižena temperatura tijela (hipotermija)
Basso metabolismo basale	Slow basal metabolism	Métabolisme basal diminué	Metabolismo basal lento	Usporen bazalni metabolizam
Batteriemia	Bacteremia	Bactériémie	Bacteriemia (bacteremia)	Bakterijemija
Batteriuria	Bacteriuria	Bactériurie	Bacteriuria	Bakteriurija
Bissinosi	Byssinosis (Monday fever)	Byssinose	Bisinosis (fiebre del lunes)	Bisinoza
Blastoma	Blastoma	Blastome	Blastoma	Blastom
Blastomicosi	Blastomycosis	Blastomycose	Blastomicosis	Blastomikoza
Blefarite	Blepharitis	Blépharite	Blefaritis	Blefaritis
Blocco atrioventricolare	Atrioventricular block (AV block)	Bloc auriculo-ventriculaire	Bloqueo auriculoventricular	Atrijskoventrikularni blok
Blocco di branca	Bundle branch block	Bloc de branche	Bloqueo de rama	Blok grane Hisovog snopića
Blocco trifascicolare	Trifascicular block	Bloc trifasciculaire	Bloqueo trifascicular	Trifascikularni blok
Borborigmo	Stomach growling (borborygmus)	Gargouillements (borborygme)	Sonidos de tripas (borborigmo)	Kruljenje u želucu
Borreliosi	Borreliosis	Borréliose	Borreliosis	Borelioza
Botulismo	Botulism	Botulisme	Botulismo	Botulizam

Italiano	Inglese	Francese	Spagnolo	Croato
Brachialgia	Brachial syndrome	Brachialgie	Sindrome braquial	Brahijalni sindrom bolne nadlaktice
Brivido	Shivering	Frissonnement	Escalofrío (tiritón)	Zimica (tresavica)
Bronchiectasia	Bronchiectasis	Bronchectasie (dilatation des bronches)	Bronquiectasia	Bronhiektazije
Bronchite cronica	Chronic obstructive pulmonary disease	Broncho-pneumopathie chronique obstructive	Enfermedad pulmonar obstructiva crónica	Kronična opstruktivna plućna bolest
Broncopolmonite	Bronchopneumonia	Bronchopneumonie	Neumonía bronquial	Bronhopneumonija
Broncospasmo	Bronchospasm	Bronchospasme	Broncoespasmo	Bronhospazam
Brucellosi	Brucellosis	Brucellose (fièvre de Malte, fièvre méditerranéenne)	Brucelosis	Bruceloza (malteška ili sredozemna groznica, Bangova bolest)
Bruciore di stomaco (pirosi)	Heartburn	Brûlure de l'estomac (pyrosis)	Ardor de estómago (acidez, pirosis)	Žgaravica
Bruciore urinario	Urinary burning	Brûlures à la miction	Ardor al orinar	Pećenje za vrijeme mokrenja
Bulimia	Bulimia	Boulimie	Bulimia	Bulimija
Cachessia	Cachexia	Cachexie	Caquexia	Kaheksija
Calazio	Stye (chalazion)	Chalazion	Orzuelo	Ječmenac
Calcificazione	Calcification	Calcification	Calcificación	Ovapnjenje (kalcifikacija)
Calcolo biliare	Gallstone (cholelithiasis)	Calcul biliaire (cholélithiase)	Cálculo biliar (litiasis biliar)	Žučni kamenac (holelitijaza)
Calcolo ureterale	Ureteral stone (ureterolithiasis)	Calcul dans l'uretère	Cálculo en el uréter (ureterolitiasis)	Ureteralni kamenac (ureterolitijaza)
Calcolo urinario (urolitiasi)	Bladder stone (urolithiasis)	Calcul urinaire (urolithiase)	Cálculo en el tracto urinario (urolitiasis)	Kamenac mokraćnog mjehura
Calcolosi renale (nefrolitiasi)	Kidney stone (nephrolithiasis)	Calcul rénal (néphrolithiase, lithiase urinaire)	Piedra en el riñón (cálculo renal, litiasis renal)	Bubrežni kamenac (nefrolitijaza)
Calicosi	Chalicosis	Chalicose	Calicosis	Kalikoza
Callo (vescica, bolla)	Blister (corn)	Cor (cal)	Ampolla (callo)	Žulj (plik, kurje oko)
Callosità (callo)	Callosity (thickening)	Callosité	Callosidad (callo)	Zadebljanje kože
Cambiamenti della mucosa	Changes in mucous membrane	Changement de la muqueuse	Cambios en la membrana mucosa	Promjene na sluznici
Cambiamenti della sensazione tattile	Changes in tactile sensation	Changements des sensations tactiles	Cambios en la sensibilidad táctil	Promjene osjeta dodira
Cambiamenti delle sensazoni olfattive	Changes in olfactory sensation	Changements des sensations olfactives	Cambios en la sensibilidad olfatoria	Promjene osjeta mirisa
Cambiamenti di nevi	Changes in moles	Changements dans les grains de beauté	Cambios en los lunares	Promjene na madežima
Cambiamenti di personalità	Personality changes	Changements de personnalité	Cambios de personalidad	Promjene osobnosti
Cambiamenti nell'appetito	Appetite changes	Changements d'appétit	Cambios en el apetito	Promjene apetita
Cambiamenti nella forma delle ossa	Changes in shape of bones	Changements dans la forme des os	Cambios en la forma de los huesos	Promjene oblika kosti
Cambiamenti nelle sensazioni del gusto	Changes in taste sensation	Changements de sensation de goût	Cambios en la sensación de sabores	Promjene osjeta okusa
Cambiamento d'umore	Mood swing	Saute d'humeur	Oscilaciones del humor	Promjene raspoloženja
Cambiamento di colore della pelle	Skin color changes	Changements de couleur de la peau	Cambios en el color de la piel	Promjene boje kože
Cambiamento di voce	Voice changes	Changements de voix	Cambios en la voz	Promjene glasa
Cancrena	Gangrene	Gangrène	Gangrena	Gangrena
Cancro della cervice uterina	Cervical cancer	Cancer du col utérin	Cáncer del cuello uterino (cáncer cervical)	Rak grlića maternice
Cancro della mammella	Breast cancer	Cancer du sein	Cáncer de mama	Rak dojke
Cancro della prostata	Prostate cancer	Cancer de la prostate	Cáncer de próstata	Rak prostate

Italiano	Inglese	Francese	Spagnolo	Croato
Cancro dello stomaco (cancro gastrico)	Stomach cancer (gastric cancer)	Cancer de l'estomac	Cáncer de estómago (cáncer gástrico)	Rak želuca
Candidosi (candidiasi)	Candidiasis (thrush)	Candidiase	Candidiasis	Kandidijaza
Capezzolo invertito	Inverted nipple	Téton ombiliqué	Pezón invertido	Uvućena bradavica
Capogiro (vertigine)	Dizziness (vertigo)	Vertige	Vértigo	Vrtoglavica
Capsulite adesiva	Frozen shoulder (adhesive capsulitis of shoulder)	Épaule bloquée (périarthrite scapulo-humérale)	Capsulitis adhesiva del hombro	Sindrom bolnog ramena (adhezivni kapsulitis ramena, smrznuto rame)
Carbonchio (pustola)	Carbuncle	Anthrax	Ántrax (carbunco)	Karbunkul
Carcinoide	Carcinoid	Carcinoïde	Carcinoide	Karcinoid
Carcinoide bronchiale	Bronchial carcinoid	Carcinoïde bronchiale	Carcinoide bronquial	Karcinoid bronha
Carcinoma	Carcinoma	Carcinome	Carcinoma	Karcinom
Carcinoma a cellule renali	Renal cell carcinoma (hypernephroma)	Carcinome à cellules rénales	Carcinoma de células renales	Hipernefrom
Carcinoma a cellule squamose	Squamous cell carcinoma (planocellular carcinoma)	Carcinome spinocellulaire	Carcinoma de células escamosas	Planocelularni karcinom
Carcinoma anaplastico	Anaplastic carcinoma	Carcinome anaplastique	Carcinoma anaplásico	Anaplastični karcinom
Carcinoma bronchiale	Bronchial carcinoma	Carcinome bronchique	Carcinoma bronquial	Karcinom bronha
Carcinoma della cervice uterina	Cervical carcinoma	Carcinome du col utérin	Carcinoma del cuello uterino	Karcinom grlića maternice
Carcinoma della prostata	Prostate carcinoma	Carcinome de la prostate	Carcinoma de próstata	Karcinom prostate
Carcinoma embrionale	Embryonal carcinoma	Carcinome embryonnaire	Carcinoma embrional	Embrionalni karcinom
Carcinoma endometriale	Endometrial carcinoma	Carcinome de l'endomètre	Carcinoma de endometrio	Karcinom endometrija
Carcinoma epatocellulare	Hepatocellular carcinoma	Carcinome hépatocellulaire	Carcinoma hepatocelular	Hepatocelularni karcinom
Carcinoma epiteliale	Epithelial carcinoma	Carcinome épithélial	Carcinoma epitelial	Karcinom pokrovnog epitela
Carcinoma gastrico	Gastric carcinoma	Carcinome de l'estomac	Carcinoma gástrico	Karcinom želuca
Carcinoma mammario	Breast carcinoma	Carcinome du sein	Carcinoma de mama	Karcinom dojke
Carcinoma midollare	Medullary carcinoma	Carcinome médullaire	Carcinoma medular	Medularni karcinom
Carcinoma papillare	Papillary carcinoma	Carcinome papillaire	Carcinoma papilar	Papilarni karcinom
Carcinoma transizionale	Transitional cell carcinoma	Carcinome à cellules de transition	Carcinoma de células transicionales	Tranzicionalni karcinom
Carcinosi (carcinomatosi, cancerosi)	Carcinosis	Carcinose	Carcinosis	Karcinoza
Carcinosi pericardiale	Pericardial carcinosis	Carcinose péricardique	Carcinosis pericárdica	Karcinoza perikarda
Carcinosi peritoneale	Peritoneal carcinosis	Carcinose péritonéale	Carcinosis peritoneal	Karcinoza peritoneuma
Carcinosi pleurica	Pleural carcinosis	Carcinose pleurale	Carcinosis pleural	Karcinoza pleure
Cardiomiopatia	Cardiomyopathy	Cardiomyopathie	Miocardiopatia	Kardiomiopatija
Cardiomiopatia dilatativa	Dilated cardiomyopathy	Cardiomyopathie dilatée	Miocardiopatia dilatada	Dilatacijska kardiomiopatija
Cardiomiopatia ipertrofica	Hypertrophic cardiomyopathy	Cardiomyopathie hypertrophique	Miocardiopatia hipertrófica	Hipertrofijska kardiomiopatija
Cardiomiopatia restrittiva	Restrictive cardiomyopathy	Cardiomyopathie restrictive	Cardiomiopatia restrictiva	Restriktivna kardiomiopatija
Cardiomiopatia tossica	Cardiotoxicity	Cardiotoxicité	Cardiotoxicidad	Toksična kardiomiopatija
Cardiopalmo (palpitazione)	Palpitation	Palpitation	Palpitación	Lupanje srca (palpitacije)

Italiano	Inglese	Francese	Spagnolo	Croato
Cardiopatia congenita	Congenital heart disease (congenital cardiopathy)	Cardiopathie congénitale	Cardiopatía congénita	Urođena srčana bolest (kongenitalna kardiopatija)
Cardiopatia reumatica	Rheumatic heart disease	Cardite rhumatismale	Cardiopatía reumática	Reumatska bolest srca
Carenza di estrogeno	Estrogen deficiency	Carence oestrogénique	Deficiencia de estrógenos	Manjak estrogena
Carenza di fattore di coagulazione	Coagulation factor deficiency	Déficit en facteur de la coagulation	Deficiencia de factor de coagulación	Manjak faktora koagulacije
Carenza di vitamine	Vitamin deficiency	Carence en vitamine	Carencia de vitamina	Manjak vitamina
Carenza di vitamina A	Vitamin A deficiency	Carence en vitamine A	Carencia de vitamina A	Manjak vitamina A
Carenza di vitamina B1	Vitamin B1 deficiency	Carence en vitamine B1	Carencia de vitamina B1	Manjak vitamina B1
Carenza di vitamina B2	Vitamin B2 deficiency	Carence en vitamine B2	Carencia de vitamina B2	Manjak vitamina B2
Carenza di vitamina B3	Vitamin B3 deficiency	Carence en vitamine B3	Carencia de vitamina B3	Manjak vitamina B3
Carenza di vitamina B12	Vitamin B12 deficiency	Carence en vitamine B12	Carencia de vitamina B12	Manjak vitamina B12
Carenza di vitamina C	Vitamin C deficiency	Carence en vitamine C	Carencia de vitamina C	Manjak vitamina C
Carenza di vitamina D	Vitamin D deficiency	Carence en vitamine D	Carencia de vitamina D	Manjak vitamina D
Carenza di vitamina K	Vitamin K deficiency	Carence en vitamine K	Carencia de vitamina K	Manjak vitamina K
Carie dentaria	Dental caries	Carie dentaire	Caries	Zubni karijes
Catalessia	Catalepsy	Catalepsie	Catalepsia	Katalepsija
Cataplessia	Cataplexy	Cataplexie	Cataplexia (cataplejía)	Katapleksija
Cataratta	Cataract	Cataracte	Catarata	Mrena (katarakta)
Catarro	Catarrh	Catarrhe	Catarro	Katar
Cecità	Blindness	Cécité	Ceguera	Sljepoća
Cecità notturna (nictalopia)	Night blindness (nyctalopia)	Cécité nocturne (héméralopie)	Ceguera nocturna (nictalopia)	Noćno sljepilo
Cefalea a grappolo	Cluster headache	Algie vasculaire de la face	Cefalea en racimos	Cluster glavobolja
Cefalea di tipo tensivo	Tension headache	Céphalée de tension	Cefalea tensional	Tenzijska glavobolja
Cefalea post-traumatica	Post-traumatic headache	Céphalée post-traumatique	Cefalea postraumática	Posttraumatska glavobolja
Cefalocèle	Cephalocele	Céphalocèle	Cefalocele	Cefalokela
Celiachia (malattia caliacha)	Coeliac disease (celiac disease)	Maladie coeliaque	Celiaquía (enfermedad celíaca)	Celijakija
Cellulite	Cellulitis	Cellulite	Celulitis	Celulitis
Cellulite orbitale	Orbital cellulitis	Cellulite orbitale	Celulitis orbital	Celulitis orbite
Cercaria	Cercaria	Cercaire	Cercaria	Cerkarija
Cheloide	Keloid	Chéloïde	Queloide	Keloid
Cheratosi	Keratosis	Kératose (kératodermie)	Keratosis	Keratoza
Cheratosi seborroica	Seborrheic keratosis	Kératose séborrhéique	Queratosis seborreica	Seboreična keratoza
Cheratosi solare	Actinic keratosis	Kératose actinique	Queratosis actínica	Aktinička keratoza
Chetoacidosi diabetica	Diabetic ketoacidosis	Cétoacidose diabétique	Cetoacidosis diabética	Dijabetična ketoacidoza
Chikungunya	Chikungunya	Chikungunya	Chikungunya	Chikungunya virusna bolest
Chilotorace	Chylothorax	Chylothorax	Quilotórax	Hilotoraks
Cianosi	Cyanosis	Cyanose	Cianosis	Cijanoza
Cicatrice (sfregio)	Scar	Cicatrice	Cicatriz	Ožiljak
Cifoscoliosi	Kyphoscoliosis	Cypho-scoliose	Cifoescoliosis	Kifoskolioza
Cifosi	Kyphosis	Cyphose	Cifosis	Kifoza
Cirrosi	Liver cirrhosis	Cirrhose hépatique	Cirrosis hepática	Ciroza jetre
Cirrosi alcolica	Alcoholic cirrhosis	Cirrhose alcoolique	Cirrosis alcohólica	Alkoholna ciroza
Cirrosi biliare	Biliary cirrhosis	Cirrhose biliaire	Cirrosis biliar	Bilijarna ciroza
Cirrosi criptogenica	Cryptogenic cirrhosis	Cirrhose cryptogénique	Cirrosis criptogénica	Kriptogena ciroza

Italiano	Inglese	Francese	Spagnolo	Croato
Cirrosi post-necrotica	Post-necrotic cirrhosis	Cirrhose postnecrotique	Cirrosis postnecrótica	Postnekrotična ciroza
Cistadenocarcinoma	Cystadenocarcinoma	Cystadénocarcinome	Cistadenocarcinoma	Cistadenokarcinom
Cistadenofibroma	Cystadenofibroma	Cystadénofibrome	Cistadenofibroma	Cistadenofibrom
Cistadenoma	Cystadenoma	Cystadénome	Cistadenoma	Cistadenom
Cisti (ciste)	Cyst	Kyste	Quiste	Cista
Cisti del dotto tiroglosso	Thyroglossal duct cyst	Kyste du canal thyréoglosse	Quiste tirogloso	Cista na tireoglosnom vodu
Cisti dermoide	Dermoid cyst	Kyste dermoïde	Quiste dermoide	Dermoidna cista
Cisti ovarica	Ovarian cyst	Kyste ovarien	Quiste ovárico	Cista na jajniku
Cisti pancreatica	Pancreatic cyst	Kyste du pancréas	Quiste de páncreas	Cista na gušteraču
Cisti pilonidale	Pilonidal cyst	Kyste pilonidal	Quiste pilonidal	Pilonidalna cista
Cisti renale	Renal cyst	Kyste rénal	Quiste de riñón	Cista na bubregu
Cisti sebacea	Sebaceous cyst (wen)	Kyste sébacé	Quiste sebáceo	Lojna cista
Cisti tiroidea	Thyroid cyst	Kyste thyroïdien	Quiste de tiroides	Cista na štitnjači
Cisticercosi	Cysticercosis	Cysticercose	Cisticercosis	Cisticerkoza
Cistoma	Cystoma	Kystome	Cistoma	Cistom
Claudicatio intermittens	Intermittent claudication	Claudication intermittente	Claudicación intermitente	Intermitentna klaudikacija
Claustrofobia (paura di luoghi chiusi)	Claustrophobia (fear of closed space)	Claustrophobie	Claustrofobia (miedo a los espacios cerrados)	Klaustrofobija (strah od zatvorenog prostora)
Cleptomania	Kleptomania	Cleptomanie	Cleptomanía	Kleptomanija
Clonorchiasi	Clonorchiasis	Clonorchiase	Clonorquiasis (clonorquiosis)	Klonorkijaza
Coagulazione intravascolare disseminata	Disseminated intravascular coagulation	Coagulation intravasculaire disséminée	Coagulación intravascular diseminada	Diseminirana intravaskularna koagulacija
Coartazione dell'aorta	Coarctation of the aorta	Coarctation de l'aorte	Coartación de la aorta	Koarktacija aorte
Coccidiomicosi	Coccidioidomycosis (San Joaquin Valley fever)	Coccidioïmycose (fièvre de la vallée de San Joaquin, fièvre du désert)	Coccidioidomicosis	Kokcidioidomikoza (San Joaquin Valley vrućica)
Coccigodinia	Coccygodynia	Coccygodynie (douleur coccygienne)	Coccigodinia (dolor de coxis)	Kokcigodinija
Colangiocarcinoma (carcinoma colangiocellulare)	Cholangiocellular carcinoma	Cholangiocarcinome	Carcinoma de las vias biliares (colangiocarcinoma)	Kolangiocelularni karcinom
Colera	Cholera	Choléra	Cólera	Kolera
Colica	Colic	Colique	Cólico	Kolika
Colica addominale	Abdominal colic	Colique abdominale	Cólico abdominal	Trbušna kolika (abdominalna kolika)
Colica biliare	Biliary colic	Colique biliaire	Cólico biliar	Žučna kolika
Colica renale	Renal colic	Colique néphrétique	Cólico nefrítico (cólico renal)	Bubrežna kolika (renalna kolika)
Coliche del neonato	Baby colic	Coliques de bébé	Cólico del recién nacido	Novorođenačke kolike
Collaso circolatorio (shock)	Shock	Choc	Choque (shock)	Šok
Collasso	Collapse	Collapsus	Colapso	Kolaps
Colon trasverso	Transverse colon	Côlon transverse	Colon transverso	Poprečno debelo crijevo
Colpo apoplettico	Stroke (cerebrovascular accident)	Attaque cérébrale (accident vasculaire cérébral)	Derrame cerebral (accidente cerebrovascular)	Moždani udar
Coma	Coma	Coma	Coma	Koma
Coma diabetico	Diabetic coma	Coma diabétique	Coma diabético	Dijabetična koma
Commozione cerebrale	Brain concussion	Commotion cérébrale	Conmoción cerebral	Potres mozga
Compressione cerebrale	Brain compression	Compression cérébrale	Compresión cerebral	Kompresija mozga
Compressone del nervo	Nerve compression (pinched nerve)	Compression du nerf	Compresión del nérvio	Kompresija živca (ukliješten živac)

Italiano	Inglese	Francese	Spagnolo	Croato
Condiloma	Genital wart	Verrue génitale	Verruga genital (condiloma acuminata)	Genitalna bradavica (venerična bradavica)
Condroblastoma	Chondroblastoma	Chondroblastome	Condroblastoma	Hondroblastom
Condroma	Chondroma	Chondrome	Condroma	Hondrom
Condrosarcoma	Chondrosarcoma	Chondrosarcome	Condrosarcoma	Hondrosarkom
Confusione (disordine)	Confusion	Confusion	Confusión	Smetenost
Congelamento	Frostbite	Gelure	Congelamiento	Ozeblina
Congestione nasale	Nasal congestion (stuffy nose)	Congestion nasale	Congestión nasal	Začepljeni nos
Congestione polmonare	Pulmonary congestion	Congestion pulmonaire	Congestión pulmonar	Plućna kongestija
Congiuntivite allergica	Allergic conjunctivitis	Conjonctivite allergique	Conjuntivitis alérgica	Alergijski konjuktivitis
Congiuntivite batterica	Bacterial conjunctivitis	Conjonctivite bactérienne	Conjuntivitis bacteriana	Bakterijski konjuktivitis
Congiuntivite irritativa da agenti chimici	Chemical conjunctivitis	Conjonctivite chimique	Conjuntivitis química	Kemijski konjuktivitis
Congiuntivite irritativa da corpi estranei	Conjunctival foreign body	Conjonctivite due à un corps étranger	Conjuntivitis por cuerpo extraño	Konjuktivitis izazvan stranim tijelom
Congiuntivite virale	Viral conjuctivitis	Conjonctivite virale	Conjuntivitis viral	Virusni konjuktivitis
Consistenza acquosa delle feci	Watery stool	Selles aqueuses	Heces acuosas	Vodenasta stolica
Contrattura	Contracture	Contracture	Contractura	Kontraktura
Contrattura articolare	Joint contracture	Contracture articulaire	Contractura articular	Kontraktura zgloba
Contrattura ischemica di Volkmann	Volkmann's ischemic contracture	Syndrome de Volkmann	Contractura isquémica de Volkmann	Volkmannova ishemična kontraktura
Contrattura muscolare	Muscular contracture	Contracture musculaire	Contractura muscular	Kontraktura mišića
Contusione	Contusion	Contusion	Contusión	Nagnječenje (zgnječenje, kontuzija)
Contusione cerebrale	Cerebral contusion	Contusion cérébrale	Contusión cerebral	Nagnječenje mozga
Convulsioni	Convulsions	Convulsions	Convulsiones	Konvulzije
Convulsioni febbrili	Febrile convulsions	Convulsion hyperthermique	Convulsiones febriles	Febrilne konvulzije
Coprolalia	Involuntary swearing (coprolalia)	Tic de langage à dire des mots vulgaires (coprolalie)	Expresión vocal involuntaria de obscenidades (coprolalia)	Nekontrolirano psovanje (koprolalija)
Coreoatetosi	Choreoathetosis	Choréoathétose	Coreoatetosis	Koreoatetoza
Coriocarcinoma	Choriocarcinoma	Choriocarcinome	Coriocarcinoma	Koriokarcinom
Coriomeningite linfocitaria	Lymphocytic choriomeningitis	Chorioméningite lymphocytaire	Coriomeningitis linfocitica	Limfocitni koriomeningitis
Coronaropatia	Coronary disease	Maladie coronarienne	Enfermedad coronaria	Koronarna bolest (koronaropatija)
Corpo estraneo nel naso	Foreign body in nose	Corps étranger dans le nez	Cuerpo extraño en la nariz	Strano tijelo u nosu
Corpo estraneo nell'orecchio	Foreign body in ear	Corps étranger dans l'oreille	Cuerpo extraño en el oído	Strano tijelo u uhu
Costa cervicale	Cervical rib	Côte cervicale	Costilla cervical	Vratno rebro
Crampo notturno alle gambe	Nocturnal leg cramps	Crampes nocturnes des jambes	Calambres nocturnos en las piernas	Noćni grčevi u nogama
Crepitazione	Crepitation	Crépitation	Crepitación	Krepitacija
Criptococcosi	Cryptococcosis	Cryptococcose	Criptococcosis	Kriptokokoza
Criptorchidismo	Cryptorchidism	Cryptorchidie	Criptorquidismo	Retencija testisa (kriptorhizam)
Crisi d'astinenza	Withdrawal	Sevrage	Síndrome de abstinencia	Apstinencijska kriza
Crisi tonico-clonica	Tonic-clonic seizure	Crise tonico-clonique	Crisis tónico-clónica	Toničko-klonič3ki napadaj

Italiano	Inglese	Francese	Spagnolo	Croato
Cromomicosi (cromoblastomicosi)	Chromoblastomyco-sis (chromomycosis, Pedroso's disease)	Chromomycose	Cromomicosis (cromoblastomicosis)	Kromomikoza
Crosta (escara)	Crust (scab)	Croûte	Costra	Krasta
Croup (laringite acuta ostruttiva)	Croup (acute obstructive laryngitis)	Croup (laryngotrachéo-bronchite)	Crup (laringotraqueo-bronquitis)	Krup (akutni opstruktivni laringitis)
Cuore dell'atleta (ipertrofia cardiaca da sport)	Athlete's heart (cardiac hypertrophy)	Hypertrophie cardiaque du sportif (coeur d'athlète)	Corazón de atleta (hipertrofia del corazón del deportista)	Sportsko srce
Cuore polmonare	Pulmonary heart disease	Coeur pulmonaire	Enfermedad cardíaca pulmonar (cor pulmonale)	Plućno srce
Cuore polmonare acuto	Acute pulmonary heart	Coeur pulmonaire aigu	Cor pulmonale agudo	Akutno plućno srce
Cupololitiasi (canalolitiasi)	Benign positional vertigo	Vertige paroxystique positionnel bénin	Vértigo posicional paroxístico benigno	Benigna pozicijska vrtoglavica
Daltonismo	Daltonism	Daltonisme	Daltonismo	Daltonizam
Debolezza	Weakness	Faiblesse	Debilidad	Slabost
Decompensazione cardiaca	Cardiac decompensation	Décompensation cardiaque	Descompensación cardíaca	Srčana dekompenzacija
Deformità di Madelung	Madelung's deformity	Déformation de Madelung	Deformidad de Madelung	Madelungov deformitet
Deformità di Sprengel	Sprengel's deformity	Anomalie de Sprengel	Deformidad de Sprengel	Sprengelova bolest (scapula alta)
Degenerazione della retina	Retinal degeneration	Dégénérescence de la rétine	Degeneración retinal	Degeneracija mrežnice
Degenerazione maculare	Macular degeneration	Dégénérescence maculaire	Degeneración macular	Degeneracija makule
Degenerazione spinale	Spinal deformity	Difformité spinale	Deformidad vertebral	Deformacija kralježnice
Deglutizione dolorosa (odinofagia)	Painful swallowing (odynophagia)	Déglutition douloureuse (odynophagie)	Dolor al tragar (odinofagia)	Bolno gutanje (odinofagija)
Delirio	Delirium	Délirium	Delirio	Delirij
Demenza	Dementia	Démence	Demencia	Demencija
Demineralizzazione	Demineralization	Déminéralisation	Desmineralización	Demineralizacija
Dengue	Dengue fever	Dengue (grippe tropicale, dengue hémorragique)	Dengue	Dengue groznica
Dente guasto	Rotten tooth	Dent pourri	Diente podrido	Pokvareni zub
Depressione	Depression	Dépression	Depresión	Depresija
Dermatite allergica	Allergic contact dermatitis	Dermite de contact allergique	Dermatitis alérgica de contacto	Alergijski kontaktni dermatitis
Dermatite da contatto	Contact dermatitis	Dermite de contact	Dermatitis de contacto	Kontaktni dermatitis
Dermatite erpetiforme di Duhring	Dermatitis herpetiformis (Duhring's disease)	Dermatite herpétiforme	Dermatitis herpetiforme (enfermedad de Duhring)	Duhringova bolest (dermatitis herpetiformis)
Dermatite irritativo da contatto	Irritant contact dermatitis	Dermite de contact irritative	Dermatitis irritante de contacto	Iritantni kontaktni dermatitis
Dermatite nummulare	Nummular dermatitis	Dermatite nummulaire	Dermatitis numular	Numularni dermatitis
Dermatite seborroica infantile	Cradle cap (infantile seborrhoeic dermatitis)	Dermite séborrhéique infantile	Dermatitis seborreica infantil	(dojenačka seboreja)
Dermatomicosi	Dermatomycosis	Dermatomycose	Dermatomicosis	Dermatomikoza
Dermatomiosite	Dermatomyositis	Dermatomyosite	Dermatomiositis	Dermatomiozitis
Deviazione del setto nasale	Nasal septum deviation	Déviation du septum nasal	Desviación del tabique nasal	Devijacija nosnog septuma
Diabete	Diabetes	Diabète	Diabetes	Dijabetes
Diabete insipido	Diabetes insipidus	Diabète insipide	Diabetes insipida	Dijabetes insipidus
Diabete mellito	Diabetes mellitus	Diabète sucré	Diabetes mellitus (diabetes sacarina)	Dijabetes melitus

Italiano	Inglese	Francese	Spagnolo	Croato
Diabete mellito di tipo 1	Diabetes mellitus type 1	Diabète sucré de type 1 (diabète insulino-dépendant)	Diabetes mellitus tipo 1	Dijabetes melitus tip 1
Diabete mellito di tipo 2	Diabetes mellitus type 2	Diabète sucré de type 2 (diabète insulinorésistant)	Diabetes mellitus tipo 2	Dijabetes melitus tip 2
Diarrea	Diarrhea	Diarrhée	Diarrea	Proljev (dijarea)
Difetto cardiaco congenito	Congenital heart defect	Malformation congénitale du coeur	Malformación cardiaca congénita	Urođena srčana greška
Difetto del piede	Foot deformity	Difformité du pied	Deformidad del pie	Deformacija stopala
Difetto del setto interatriale	Atrial septal defect	Communication inter-auriculaire	Comunicación interauricular	Atrijski septalni defekt
Difetto del setto ventricolare	Ventricular septal defect	Communication inter-ventriculaire	Comunicación interventricular	Ventrikularni septalni defekt
Difficoltà a defecare (tenesmo)	Difficult defecation (tenesmus)	Difficulté à déféquer (ténesme)	Dificultad para la defecación (tenesmo rectal)	Otežano pražnjenje crijeva (otežana defekacija)
Difficoltà a deglutire (disfagia)	Difficult swallowing (dysphagia)	Difficulté de deglutition (dysphagie)	Dificultad para tragar (disfagia)	Otežano gutanje (disfagija)
Difterite	Diphtheria	Diphtérie	Difteria	Difterija
Dilatazione gastrica acuta	Acute gastric dilatation	Dilatation aiguë de l'estomac	Dilatación aguda del estómago	Akutna dilatacija želuca
Dimagramento	Weight loss (weight reduction)	Amaigrissement	Pérdida de peso	Mršavljenje
Diminuita escrezione urinaria (oliguria)	Decreased production of urine (oliguria)	Raréfaction du volume des urines (oligurie)	Disminución de producción de orina (oliguria)	Smanjeno izlučivanje urina (oligurija)
Dipendenza	Addiction	Dépendance (addiction)	Adicción (dependencia)	Ovisnost
Dipendenza sessuale	Sexual addiction	Sexualité compulsive	Adicción sexual	Ovisnost o seksu
Discartrosi (discopatia degenerativa)	Discarthrosis (degenerative disc disease)	Arthrose du disque intervertébral	Discartrosis	Diskartroza
Discondroplasia	Dyschondroplasia	Dyschondroplasie	Discondroplasia	Dishondroplazija
Diseguaglianza del diametro delle pupille (anisocoria)	Unequal size of pupils (anisocoria)	Différence de taille entre les pupilles (anisocorie)	Asimetría del tamaño de las pupilas (anisocoria)	Nejednaka veličina zjenica (anizokorija)
Disgenesia gonadica	Testicular dysgenesis	Dysgénésie testiculaire	Disgénesis testicular	Testikularna disgeneza
Disgerminoma	Dysgerminoma	Dysgerminome	Disgerminoma	Disgerminom
Disidratazione	Dehydration	Déshydratation	Deshidratación	Dehidracija
Disidrosi	Dyshidrosis	Dyshidrose	Eczema dishidrótico	Dishidroza
Dislessia	Dyslexia	Dyslexie	Dislexia	Disleksija
Dislocazione dei frammenti	Dislocated fragments	Fragments deboîtées	Dislocación de los fragmentos	Dislokacija ulomaka
Disordine della differenziazione sessuale	Sexual differentiation disorder	Trouble de la différenciation sexuelle	Trastorno de la diferenciación sexual	Poremećaj spolne diferencijacije
Disordine del movimento	Movement disorder	Trouble du mouvement	Trastorno de movimiento	Poremećaj kretanja
Disorientamento	Disorientation	Désorientation	Desorientación	Dezorijentiranost
Dispepsia	Dyspepsia (upset stomach)	Dyspepsie	Dispepsia (indigestión)	Dispepsija (nervozni želudac)
Displasia cervicale	Cervical dysplasia	Dysplasie du col de l'utérus	Displasia del cuello uterino	Cervikalna displazija
Displasia fibrosa	Fibrous dysplasia	Dysplasie fibreuse	Displasia fibrosa	Fibrozna displazija
Displasia ventricolare destra aritmogena	Arrhytmogenic right ventricular dysplasia	Dysplasie ventriculair droite arythmogène	Displasia arritmogénica ventricular derecha	Aritmogena displazija desne klijetke
Dispnea parossistica notturna	Cardiac asthma (paroxysmal nocturnal dyspnea)	Dyspnée chez un cardiaque	Disnea paroxística nocturna	Srčana astma (paroksizmalna dispneja)
Dissecazione aortica	Aortic dissection	Dissection aortique	Disección aórtica	Disekcija aorte
Dissenteria	Dysentery (flux)	Dysenterie	Disentería	Dizenterija
Distacco di retina	Retinal ablation (retinal detachment)	Décollement de la rétine	Desprendimiento de retina	Odvajanje mrežnice (ablacija retine)

Italiano	Inglese	Francese	Spagnolo	Croato
Distonia	Dystonia	Dystonie	Distonía	Distonija
Distorsione	Joint distortion	Distorsion articulaire	Distorsión articular	Uganuće zgloba (distorzija zgloba)
Distorsione alla caviglia	Ankle distortion	Distorsion de la cheville	Distorsión del tobillo	Uganuće skočnog zgloba
Distrofia	Dystrophy	Dystrophie	Distrofia	Distrofija
Distrofia di Duchenne	Duchenne muscular dystrophy	Myopathie de Duchenne	Distrofia muscular de Duchenne	Duchenneova mišićna distrofija
Distrofia muscolare	Muscular dystrophy	Dystrophie musculaire	Distrofia muscular	Mišićna distrofija
Distrofia muscolare progressiva	Progressive muscular dystrophy	Dystrophie musculaire progressive	Distrofia muscular progresiva	Progresivna mišićna distrofija
Disturbi mestruali	Menstrual disorder	Troubles du cycle menstruel	Trastorno menstrual	Menstrualne smetnje
Disturbo borderline di personalità	Borderline personality disorder	Personnalité borderline	Trastorno límite de la personalidad	Granični poremećaj osobnosti
Disturbo del comportamento alimentare	Eating disorder	Trouble de conduite alimentaire	Trastorno alimentario	Poremećaj ishrane
Disturbo del linguaggio verbale (afasia)	Speech difficulty (dysphasia)	Trouble de l'apprentissage du langage (dysphasie)	Trastorno del lenguaje (disfasia)	Otežan govor (disfazija)
Disturbo del sonno	Sleeping disorder	Trouble du sommeil	Trastorno del sueño	Poremećaj spavanja
Disturbo dell'equilibrio	Balance disorder	Trouble de l'équilibre	Trastorno del equilibrio	Poremećaj ravnoteže
Disturbo dell'udito	Hearing disorder	Trouble de l'audition	Trastorno de la audición	Poremećaj sluha
Disturbo dell'umore	Behavioral disorder	Trouble du comportement	Trastorno del comportamiento	Poremećaj ponašanja
Disturbo della concentrazione	Attention deficit disorder	Trouble déficit de l'attention	Trastorno por déficit de atención	Poremećaj koncentracije
Disturbo della coordinazione muscolare (atassia)	Lack of coordination of muscle movements (ataxia)	Trouble de coordination des mouvements musculaires (ataxie)	Descoordinación en el movimientos musculares (ataxia)	Poremećaj koordinacije mišićnih pokreta (ataksija)
Disturbo della minzione	Urination disorder	Trouble de la miction	Trastorno de la micción	Poremećaj mokrenja
Disturbo della vista	Sight disorder	Trouble de la vue	Trastorno de la visión	Poremećaj vida
Disturbo di apprendimento	Learning disability	Trouble de l'apprentissage	Dificultad del aprendizaje	Poremećaj učenja
Disturbo di personalità	Personality disorder	Trouble de la personnalité	Trastorno de personalidad	Poremećaj osobnosti
Disturbo post traumatico da stress	Posttraumatic stress disorder	Trouble de stress post-traumatique	Trastorno por estrés postraumático	Posttraumatski stresni poremećaj (PTSP)
Dita ippocratiche (dita a bacchetta di tamburo)	Finger clubbing (digital clubbing)	Hippocratisme digital (doigts en baguettes de tambour)	Acropaquia (hipocratismo digital)	Batićasti prsti
Diverticolite	Diverticulitis	Diverticulite	Diverticulitis	Divertikulitis
Diverticolo	Diverticulum	Diverticule	Divertículo	Divertikul
Diverticolo del colon	Colon diverticulum	Diverticule du côlon	Divertículo del colon	Divertikul na debelom crijevu
Diverticolo di Meckel	Small intestine diverticulum	Diverticule de Meckel	Divertículo de Meckel	Divertikul tankog crijeva
Diverticolo duodenale	Duodenal diverticulum	Diverticule duodenal	Divertículo duodenal	Divertikul na dvanaesniku
Diverticolosi	Diverticulosis	Diverticulose	Enfermedad diverticular	Divertikuloza
Dolore	Pain	Douleur	Dolor	Bol
Dolore acuto	Acute pain	Douleur aiguë	Dolor agudo	Akutna bol
Dolore addominale	Abdominal pain	Douleur abdominale	Dolor abdominal	Bol u trbuhu
Dolore al seno (mastalgia)	Breast pain (mastalgia)	Douleur au sein (mastodynie)	Dolor en la mama (mastalgia)	Bol u dojci (mastalgija)
Dolore auricolare (otalgia)	Ear pain (otalgia)	Mal à l'oreille (otalgie)	Dolor en oído (otalgia)	Bol u uhu (otalgija)
Dolore cronico	Chronic pain	Douleur chronique	Dolor crónico	Kronična bol

32

Italiano	Inglese	Francese	Spagnolo	Croato
Dolore durante rapporto sessuale (dispareunia)	Painful sexual intercourse (dyspareunia)	Douleur lors du rapport sexuel (dyspareunie)	Relación sexual dolorosa (coitalgia, dispareunia)	Bol pri snošaju
Dolore fantomatico	Phantom pain	Douleur du membre fantôme	Dolor del miembro fantasma	Fantomska bol
Dolore muscolare (mialgia)	Muscle pain (myalgia)	Douleur musculaire (myalgie)	Dolor muscular (mialgia)	Bol u mišiću (mijalgija)
Dolore ottuso	Dull pain	Douleur sourde	Dolor sordo	Tupa bol
Dolore ovulatorio (mittelschmerz)	Ovulation pain (mittelschmerz)	Douleurs ovulatoires (mittelschmerz)	Ovulación dolorosa	Bolna ovulacija (mittelschmerz)
Dolore pulsante	Pulsing pain	Douleur pulsatile	Dolor pulsante	Pulsirajuća bol
Dolore pungente	Twinging pain	Élancement	Dolor tipo punzada	Probadajuća bol
Dolore tagliente	Sharp pain	Douleur tranchante	Dolor afilado	Oštra bol
Dolore toracico	Chest pain	Douleur thoracique	Dolor torácico	Bol u prsištu
Dotto arterioso di Botallo	Ductus arteriosus (ductus Botalli shunt)	Canal artériel	Ductus arteriosus (conducto arterioso de Botal)	Ductus Botalli
Dotto arterioso persistente (ductus arteriosus persistente)	Patent ductus arteriosus (persistent ductus arteriosus)	Persistance du canal artériel	Ductus arterioso persistente (conducto arterioso persistente)	Otvoreni ductus arteriosus (Ductus arteriosus persistens)
Dracunculiasi	Dracunculiasis	Dracunculose	Dracunculiasis	Drakunkulijaza
Ebola	Ebola hemorrhagic fever	Fièvre Ébola	Fiebre hemorrágica viral de Ébola	Groznica Ebola
Eccessiva crescita della lingua (macroglossia)	Enlarged tongue (macroglossia)	Augmentation de la langue (macroglossie)	Lengua más grande de lo normal (macroglosia)	Uvećani jezik (makroglosija)
Eccesso di colesterolo nel sangue (ipercolesterolemia)	High blood cholesterol (hyper-cholesterolemia)	Choléstérol sanguin élevée (hyperchole-stérolémie)	Colesterol elevado de la sangre (hipercolesterolemia)	Povišeni kolesterol u krvi (hiperkole-sterolemija)
Eccesso di glucosio nel sangue (iperglicemia)	High blood sugar (hyperglicemia)	Taux de sucre dans le sang élevé (hyperglycémie)	Cantidad excesiva de glucosa en la sangre (hiperglucemia, hiperglicemia)	Povišeni šećer u krvi (hiperglikemija)
Echinococcosi (idatidosi)	Echinococcosis (hydatid disease)	Échinococcose	Hidatidosis (equinococosis)	Ehinokokoza
Echinococcosi epatica	Hepatic echinococcosis	Échinococcose hépatique	Hidatidosis hepática	Ehinokokoza jetre
Echinococcosi polmonare	Pulmonary echinococcosis	Échinococcose pulmonaire	Hidatidosis pulmonar	Ehinokokoza pluća
Ecolalia	Echolalia	Écholalie	Ecolalia	Eholalija
Ecoprassia (imitazione spontanea di movimenti osservati)	Echopraxia (involuntary repetition of the observed movements of another)	Échopraxie (tendance spontanée à répéter les mouvements d'une autre personne)	Ecopraxia (repetición de los movimientos de otra persona)	Ehopraksija (nevoljno ponavljanje tuđih pokreta)
Eczema	Eczema	Eczéma	Eccema (eczema)	Ekcem
Edema	Edema	Oedème	Edema (hidropesía)	Edem
Edema cerebrale	Cerebral edema	Oedème cérébral	Edema cerebral	Edem mozga
Edema diffuso (anasarca)	Generalized edema (anasarca)	Oedème généralisé (anasarque)	Anasarca	Generalizirani edem (anasarka)
Edema polmonare	Pulmonary edema	Oedème pulmonaire	Edema pulmonar	Plućni edem
Edema posturale	Postural edema	Oedème postural	Edema postural	Posturalni edem (statički edem)
Eiaculazione precoce	Premature ejaculation	Éjaculation précoce	Eyaculación precoz	Prijevremena ejakulacija
Elefantiasi	Elephantiasis (lymphedema)	Éléphantiasis (filariose lymphatique)	Elefantiasis	Elefantijaza (limfedem)
Elettrosensibilità	Electromagnetic hypersensitivity	Sensibilité électromagnétique	Hipersensibilidad electromagnética	Elektromagnetska hipersenzibilnost
Elevata pressione intracranica	Intracranial hypertension	Hypertension intra-crânienne	Hipertensión intracraneal	Intrakranijalna hipertenzija
Emangioendotelioma	Hemangioendo-thelioma	Hémangio-endothéliome	Hemangioendotelio-ma	Hemangioendoteliom
Emangioma	Hemangioma	Hémangiome	Hemangioma	Hemangiom

Italiano	Inglese	Francese	Spagnolo	Croato
Emangioma capillare	Capillary hemangioma (infantile hemangioma, strawberry hemangioma)	Hémangiome capillaire	Hemangioma capilar (marca de fresa)	Kapilarni hemangiom
Emangioma cavernoso	Cavernous hemangioma	Cavernome (angiome caverneux)	Hemangioma cavernoso	Kavernozni hemangiom
Emartro	Bleeding into joint space (hemarthrosis)	Épanchement de sang à l'intérieur d'une articu-lation (hémarthrose)	Sangrado interno de las articulaciones (hemartrosis)	Krvarenje u zglob (hemartroza)
Ematoma	Hematoma	Hématome	Hematoma	Hematom
Ematoma cerebrale	Intracerebral hematoma	Hématome intracérébral	Hematoma intracerebral	Intracerebralni hematom
Ematoma epidurale	Epidural hematoma	Hématome épidural	Hematoma epidural	Epiduralni hematom
Ematoma subdurale	Subdural hematoma	Hématome subdural	Hematoma subdural	Subduralni hematom
Ematuria	Blood in urine (hematuria)	Sang dans les urines (hématurie)	Sangre en la orina (hematuria)	Krv u urinu (hematurija)
Embolia adiposa	Fat embolism	Embolie de cholestérol	Embolismo graso	Masna embolija
Embolia dell'arteria	Arterial embolism	Embolie artérielle	Embolia arterial	Arterijska embolija
Embolia gassosa	Air embolism (gas embolism)	Embolie gazeuse	Embolia gaseosa	Zračna embolija
Embolia polmonare	Pulmonary embolism	Embolie pulmonaire	Embolia pulmonar	Plućna embolija
Embolismo (embolia)	Embolism	Embolie	Embolia	Embolija
Emeralopia	Day blindness (hemeralopia)	Héméralopie	Falta de visión en luz brillante (hemeralopia)	Kokošje sljepilo (hemeralopija)
Emesi emorragica (ematemesi)	Vomiting of blood (hematemesis)	Vomissement de sang (hématémèse)	Vómito de sangre (hematemesis)	Povraćanje krvi (hematemeza)
Emicrania	Migraine	Migraine	Migraña (jaqueca)	Migrena
Emicrania cronica parossistica	Chronic paroxysmal hemicrania (Sjaastad syndrome)	Hémicrânie paroxystique chronique	Hemicránea crónica paroxismal	Kronična paroksizmalna hemikranija (Sjaastadov sindrom)
Emissione di urine con difficoltà (disuria)	Difficult urination (dysuria)	Difficulté à uriner (dysurie)	Dificultad al orinar (disuria)	Otežano usporeno mokrenje (dizurija)
Emivertebra	Hemivertebrae	Hémivertèbre	Hemivértebra	Hemivertebra
Emocromatosi	Hemochromatosis	Hémochromatose	Hemocromatosis	Hemokromatoza
Emofilia	Hemophilia	Hémophilie	Hemofilia	Hemofilija
Emopneumotorace	Hemopneumothorax	Hémopneumothorax	Hemoneumotórax	Hemopneumotoraks
Emorragia	Bleeding (haemorrhage)	Saignement (hémorragie)	Desangramiento (hemorragia)	Krvarenje (hemoragija)
Emorragia arteriosa	Arterial bleeding	Hémorragie artérielle	Hemorragia arterial	Arterijsko krvarenje
Emorragia cerebrale	Intracerebral hemorrhage	Hémorragie intracérébrale	Hemorragia intracerebral	Intracerebralno krvarenje
Emorragia epidurale	Epidural bleeding	Hémorragie épidurale	Hemorragia epidural	Epiduralno krvarenje
Emorragia esterna	External bleeding	Saignement externe (hémorragie externe)	Sangrado externo (hemorragia externa)	Vanjsko krvarenje
Emorragia interna	Internal bleeding	Saignement interne (hémorragie interne)	Sangrado interno (hemorragia interna)	Unutarnje krvarenje
Emorragia subaracnoidea	Subarachnoid hemorrhage	Hémorragie sous arachnoïdienne	Hemorragia subaracnoidea	Subarahnoidalno krvarenje
Emorragia subdurale	Subdural hemorrhage	Subdural hemorrhage	Hemorragia subdural	Subduralno krvarenje
Emorragia venosa	Venous bleeding	Saignement veineux	Sangrado venoso (hemorragia venosa)	Vensko krvarenje
Emorroidi	Hemorrhoids	Hémorroïdes	Hemorroides	Hemoroidi
Emosiderosi	Hemosiderosis	Hémosidérose	Hemosiderosis	Hemosideroza
Emotorace	Hemothorax	Hémothorax	Hemotórax	Hemotoraks
Empiema	Empyema	Empyème	Empiema	Empijem
Encefalite trasmessa da zecche	Tick-borne meningoencephalitis	Méningoencéphalite à tique	Meningoencefalitis de garrapata	Krpeljni meningoencefalitis
Encefalocele	Encephalocele	Encéphalocèle	Encefalocele	Encefalokela

Italiano	Inglese	Francese	Spagnolo	Croato
Encefalopatia	Encephalopathy	Encéphalopathie	Encefalopatía	Encefalopatija
Encondroma	Enchondroma	Enchondrome	Encondroma	Enhondrom
Enconpresi	Encopresis	Encoprésie	Encopresis	Enkopreza
Endocardite batterica	Bacterial endocarditis	Endocardite bactérienne	Endocardite bacteriana	Bakterijski endokarditis
Endometriosi	Endometriosis	Endométriose	Endometriosis	Endometrioza
Enfisema	Emphysema	Emphysème	Enfisema	Emfizem
Enfisema sottocutaneo	Subcutaneous emphysema	Emphisème sous-cutané	Enfisema subcutáneo	Potkožni emfizem
Entesopatia	Enthesopathy	Enthésiopathie	Entesopatía	Entezopatija
Eosinofilia	Eosinophilia	Éosinophilie	Eosinofilia	Eozinofilija
Epatite virale	Viral hepatitis	Hépatite virale	Hepatitis viral	Virusni hepatitis
Epatite virale A	Hepatitis A	Hépatite A	Hepatitis A	Hepatitis A
Epatite virale B	Hepatitis B	Hépatite B	Hepatitis B	Hepatitis B
Epatite virale C	Hepatitis C	Hépatite C	Hepatitis C	Hepatitis C
Epatite virale D	Hepatitis D	Hépatite D	Hepatitis D	Hepatitis D
Epatite virale E	Hepatitis E	Hépatite E	Hepatitis E	Hepatitis E
Ependimoma	Ependymoma	Ependymome	Ependimoma	Ependimom
Epifisiolisi della testa femorale	Epiphyseolysis capitis femoris	Épiphysiolyse de l'extrémité supérieure du fémur	Epifisario de la cabeza femoral (epifisiolisis capitis femoris)	Epifizeoliza glave bedrene kosti
Epilessia	Epilepsy	Épilepsie	Epilepsia	Epilepsija
Epispadia	Epispadias	Épispadias	Epispadia	Epispadija
Epistassi (rinorragia)	Nose bleeding (epistaxis)	Saignement de nez (épistaxis)	Pérdida de sangre por la nariz (epistaxis)	Krvarenje iz nosa (epistaksa)
Erezione persistente dolorosa (priapismo)	Long-lasting painful erection (priapism)	Érection persistente douloureuse (priapisme)	Erección sostenida y dolorosa (priapismo)	Dugotrajna bolna erekcija (prijapizam)
Erisipela	Erysipelas (Ignis sacer, St. Anthony's fire)	Érysipèle (érésipèle)	Erisipela	Crveni vjetar (vrbanac, erizipel)
Erisipeloide	Erysipeloid	Érysipéloïde	Erisipeloide	Erizipeloid
Eritema	Redness of the skin (erythema)	Érythème (rougeur de la peau)	Enrojecimiento de la piel (eritema)	Crvenilo kože (eritem)
Eritema infettivo (quinta malattia)	Infectious erythema (fifth disease)	Érythème infectieux (cinquième maladie)	Eritema infeccioso (quinta enfermedad)	Infektivni eritem (peta bolest)
Eritroblastosi fetale (malattia emolitica del neonato)	Rh incompatibility (hemolytic disease of the newborn)	Maladie hémolytique du nouveau-né	Enfermedad hemolítica del recién nacido (incompatibilidad Rh)	Rh-inkompatibilnost (hemolitička bolest novorođenčeta)
Eritromelalgia	Erythromelalgia (acromelalgia)	Érythromelalgie	Eritromelalgia	Eritromelalgija
Eritroplachia (eritroplasia)	Erythroplakia (erythroplasia)	Érythroplasie	Eritroplasia	Eritroplazija
Eritroplasia di Queyrat	Erythroplasia of Queyrat	Érythroplasie de Queyrat	Eritroplasia de Queyrat	Eritroplazija Queyrat
Ermafroditismo	Hermaphroditism	Hermaphrodisme	Hermafroditismo	Dvospolnost
Ernia	Hernia	Hernie	Hernia	Kila (bruh, hernija)
Ernia del disco	Spinal disc herniation	Hernie discale	Hernia discal	Hernija intervertrebralnog diska
Ernia diaframmatica	Diaphragmatic hernia	Hernie diaphragmatique	Hernia diafragmática	Dijafragmalna kila
Ernia esterna addominale	External abdominal wall hernia	Hernie de la paroi abdominale (hernie abdominale externe)	Hernia de la pared abdominal	Kila vanjske trbušne stijenke
Ernia iatale	Hiatus hernia	Hernie hiatale	Hernia de hiato	Hijatusna kila
Ernia inguinale	Inguinal hernia	Hernie inguinale	Hernia inguinal	Preponska kila
Ernia ombelicale	Umbilical hernia	Hernie ombilicale	Hernia umbilical	Pupčana kila (umbilikalna hernija)
Erosione cervicale	Cervical erosion	Érosion du col de l'utérus	Erosión cervical	Cervikalna erozija
Erpangina (faringite vescicolare)	Herpangina (mouth blisters)	Herpangine	Herpangina	Herpangina

Italiano	Inglese	Francese	Spagnolo	Croato
Eruttazione	Burping (belching)	Rot (renvoi, éructation)	Eructo	Podrigivanje
Esantema	Exanthem	Exanthème	Exantema	Egzantem
Esasperazione (irritazione)	Exasperation	Exaspération (irritation)	Exasperación	Razdražljivost
Esoftalmo	Bulging eyes (exophthalmos)	Exophtalmie (proptose)	Exoftalmos	Izbuljene oči (egzoftalmus)
Esostosi	Exostosis	Exostose	Exostosis	Egzostoza
Esostosi multipla ereditaria	Hereditary multiple exostoses	Maladie des exostoses multiples	Exostosis múltiple hereditaria	Multiple egzostoze
Espettorazione di sangue (emottisi)	Expectoration of blood (hemoptysis)	Rejet de sang issu des voies aériennes (hémoptysie)	Expectoración de sangre (hemoptisis)	Iskašljavanje krvi (hemoptiza, hemoptoja)
Esposizione alle radiazioni ionizzanti	Ionising irradiation	Irradiation ionisante	Exposición a las radiaciones ionizantes	Ionizirajuća ozračenost
Fame	Hunger	Faim	Hambre	Glad
Fame d'aria (dispnea, respirazione difficoltosa)	Shortness of breath (dyspnea)	Difficulté respiratoire (dyspnée)	Falta de aire (disnea)	Zaduha (nedostatak daha, dispneja)
Faringite streptococcica	Streptococcal pharyngitis	Pharyngite streptococcique	Faringitis por estreptococo	Streptokokna angina
Fasciosi plantare	Plantar fasciitis	Fasciite plantaire	Fascitis plantar	Plantarni fasciitis
Fascite necrotizzante	Necrotizing fasciitis	Fasciite nécrosante	Fascitis necrotizante	Nekrotizirajući fasciitis
Febbre	Fever	Fièvre	Fiebre	Groznica (vrućica)
Febbre da fieno	Farmer's lung	Maladie du poumon de fermier	Pulmón de granjero	Farmerska pluća
Febbre da inalazione di fumi metallici	Metal fume fever	Fièvre des métaux	Fiebre de los vapores metálicos	Metalna groznica
Febbre da morso di ratto	Rat-bite fever	Fièvre de la morsure de rat	Fiebre por mordedura de rata	Groznica štakorskog ugriza
Febbre da pappataci (febbre da Flebotomi)	Pappataci fever (phlebotomus fever, sandfly fever)	Fièvre pappataci (fièvre à phlébotomes)	Fiebre pappataci	Papatači-groznica
Febbre da zecca del Colorado	Colorado tick fever (mountain tick fever)	Fièvre à tiques du Colorado (fièvre à tiques des montagnes)	Fiebre del Colorado por garrapatas (fiebre de montaña americana por garrapatas)	Groznica planinskog krpelja
Febbre del Nilo occidentale	West Nile fever	Fièvre du Nil occidental	Fiebre del Nilo Occidental	Groznica zapadnog Nila
Febbre della Rift Valley	Rift Valley fever	Fièvre de la vallée du Rift	Fiebre de Rift Valley	Rift Valley groznica
Febbre di Lassa	Lassa fever	Fièvre de Lassa	Fiebre de Lassa	Groznica Lassa
Febbre di Oroya	Oroya fever (Carrion's disease)	Fièvre d'Oroya (maladie de Carrion)	Fiebre de la Oroya (enfermedad de Carrión, verruga peruana)	Oroya groznica (Carrionova bolest)
Febbre emorragica	Viral hemorrhagic fever	Fièvre hémorragique virale	Fiebre hemorrágica viral	Virusna hemoragijska groznica
Febbre emorragica con sindrome renale (febbre emorragica coreana)	Hemorrhagic fever with renal syndrome (Korean hemorrhagic fever)	Fièvre hémorragique avec syndrome rénal (fièvre hémorragique de Corée)	Fiebre hemorrágica con síndrome renal (fiebre hemorrágica coreana)	Hemoragijska groznica s renalnim sindromom (korejska hemoragijska groznica)
Febbre emorragica Crimean-Congo	Crimean-Congo hemorrhagic fever	Fièvre hémorragique de Congo-Crimée	Fiebre hemorrágica de Crimea-Congo	Krimska hemoragijska groznica
Febbre emorragica di Marburg	Marburg hemorrhagic fever	Fièvre hémorragique de Marbourg	Fiebre hemorrágica de Marburgo	Marburška hemoragijska groznica
Febbre gialla	Yellow fever	Fièvre jaune	Fiebre amarilla	Žuta groznica

Italiano	Inglese	Francese	Spagnolo	Croato
Febbre mediterranea familiare	Familial Mediterranean fever	Fièvre méditerranéenne familiale	Fiebre mediterránea familiar	Obiteljska mediteranska groznica
Febbre paratifoide	Paratyphoid fever	Fièvre paratyphoïde	Fiebre paratifoidea	Trbušni paratifus
Febbre Q	Q fever	Fièvre Q	Fiebre Q	Q-groznica
Febbre reumatica	Rheumatic fever	Rhumatisme articulaire aigu (maladie de Bouillaud)	Fiebre reumática	Reumatska groznica
Febbre ricorrente	Relapsing fever	Fièvre récurrente	Fiebre reincidente	Povratna groznica
Febbre tifoide (tifo)	Typhoid fever (typhoid)	Fièvre typhoïde (typhus abdominal)	Fiebre tifoidea (fiebre entérica)	Tifusna groznica (tifus)
Febbre Zika	Zika fever	Fièvre Zika	Fiebre del Zika	Zika groznica
Feci di colore rosso	Red colored stool	Selles rouges	Heces de color rojo	Crvena stolica
Feci di colore verde	Green stool	Selles vertes	Heces verdes	Zelenkasta stolica
Feci gialle	Yellow stool	Selles jaunes	Heces amarillas	Žuta stolica
Feci picee (melena)	Black stool (melena)	Selles noir (melanea, méléna)	Heces negras (melena)	Crna stolica (melena)
Fenilchetonuria	Phenylketonuria	Phénylcétonurie	Fenilcetonuria	Fenilketonurija
Fenomeno di Bell	Bell's phenomenon	Phénomène de Bell	Fenómeno de Bell	Bellov fenomen
Feocromocitoma	Pheochromocytoma	Phéochromocytome	Feocromocitoma	Feokromocitom (tumor srži nadbubrežne žlijezde)
Ferita	Wound (injury, lesion)	Plaie	Herida	Rana
Ferita chimica	Chemical injuries	Altération d'origine chimique	Lesiones químicas	Kemijske ozljede
Ferita da arma da fuoco	Gunshot wound	Blessure par balle	Herida de bala	Prostrijelna rana
Ferita da morso	Bite wound	Blessure par morsure	Herida por mordedura	Ugrizna rana
Ferita da punta	Stab wound	Coup de couteau	Estocada	Ubodna rana
Ferita da taglio	Cut wound	Plaie par objet tranchant	Herida por corte	Rezna rana (posjekotina)
Ferita esplosiva	Explosive wound	Blessure par explosion	Lesión por explosión	Eksplozivna rana
Ferita termica	Thermal wound	Blessure thermique	Herida térmica	Termička rana
Ferite provocate da esplosioni termonucleari	Thermonuclear injuries	Lésions provoquées par une explosion thermonucléaire	Lesiones por una explosión termonuclear	Termonuklearne ozljede
Fibrillazione atriale	Atrial fibrillation	Fibrillation auriculaire	Fibrilación auricular	Atrijska fibrilacija
Fibrillazione ventricolare	Ventricular fibrillation	Fibrillation ventriculaire	Fibrilación ventricular	Ventrikularna fibrilacija
Fibroadenoma	Fibroadenoma	Fibroadénome	Fibroadenoma	Fibroadenom
Fibroelastosi endocardica	Endocardial fibroelastosis	Fibroélastose endocardique	Fibroelastosis endocardial	Fibroelastoza endokarda
Fibroistiocitoma benigno	Fibrous histiocytoma	Histiocytome fibreux	Histiocitoma fibroso	Fibrozni histiocitom
Fibroma	Fibroma	Fibrome	Fibroma	Fibrom
Fibroma condromixoide	Chondromyxoid fibroma	Fibrome chondromyxoïde	Fibroma condromixoide	Hondromiksoidni fibrom
Fibromialgia	Fibromyalgia	Fibromyalgie	Fibromialgia	Fibromialgija
Fibrosarcoma	Fibrosarcoma (fibroblastic sarcoma)	Fibrosarcome	Fibrosarcoma	Fibrosarkom
Fibrosi	Fibrosis	Fibrose	Fibrosis	Fibroza
Fibrosi cistica	Cystic fibrosis	Mucoviscidose (fibrose kystique)	Fibrosis quística (mucoviscidosis)	Cistična fibroza
Fibrosi polmonare idiopatica	Idiopathic pulmonary fibrosis	Fibrose pulmonaire idiopathique	Fibrosis pulmonar idiopática	Plućna idiopatska fibroza
Fibrosi retroperitoneale	Retroperitoneal fibrosis (Ormond's disease)	Fibrose rétropéritonéale (maladie d'Ormond)	Fibrosis retroperitoneal	Retroperitonealna fibroza (Ormondova bolest)
Fibrosi tendinea	Tendinous fibrositis	Fibrosite du tendon	Fibrositis de tendón	Fibrozitis tetive

Italiano	Inglese	Francese	Spagnolo	Croato
Fibrosite di mano	Hand fibrositis	Fasciite de la main (fasciite palmaire)	Fibrositis de la mano	Fibrozitis šake
Fibrosite muscolare	Muscular fibrositis	Fibrosite musculaire	Fibrositis (reumatismo muscular)	Fibrozitis mišića
Filariasi	Filariasis	Filariose	Filariasis	Filarijaza
Fimosi	Phimosis	Phimosis	Fimosis	Fimoza
Fissura anale	Anal fissure	Fissure anale	Fisura anal	Analna fisura
Fistola	Fistula	Fistule	Fistula	Fistula
Fistola anale	Anal fistula	Fistule anale	Fistula anal	Analna fistula
Fistola broncopleurica	Bronchopleural fistula	Fistule bronchopleurale	Fistula bronco-pleural	Bronhopleuralna fistula
Flebotrombosi	Phlebothrombosis	Phlébothrombose	Flebotrombosis	Flebotromboza
Flemmone	Phlegmon	Phlegmon	Flegmón	Flegmona
Flusso di sangue nella tuba di Falloppio	Bleeding into the fallopian tube (hematosalpinx)	Collection de sang dans la trompe de Fallope (hématosalpinx)	Colección de sangre en la trompa de Falopio (hematosalpinx)	Krvarenje u jajovod strujom (strujni pinks) (hematosalpinks)
Fobia	Phobia	Phobie	Fobia	Fobija
Folgorazione (elettrocuzione)	Electrical injuries (electric shock)	Électrisation	Lesiones por corriente eléctrica	Ozljede električnom strujom (strujni udar)
Follicolite	Folliculitis	Folliculite	Foliculitis	Folikulitis
Follicoloma	Granulosa cell tumor	Tumeur de la granulosa	Tumor de células de la granulosa (tumor de teca-granulosa)	Granuloza tumor
Forfora	Dandruff	Pellicule	Caspa	Perut
Foruncolo	Furuncle (boil)	Furoncle	Forúnculo (furúnculo)	Furunkul (čir na koži)
Fotofobia	Photophobia (fear of light)	Photophobie (crainte de la lumière)	Fotofobia (intolerancia a la luz)	Fotofobija (strah od svjetla)
Framboesia	Yaws (pian)	Pian	Pian (frambesia)	Frambezija
Frattura	Broken bone (bone fracture)	Fracture des os	Fractura de hueso	Prijelom kosti (fraktura kosti)
Frattura a legno verde	Greenstick fracture	Fracture en bois vert	Fractura en rama verde	Prijelom mlade kosti
Frattura a spirale	Spiral fracture	Fracture en spirale	Fractura espiral	Spiralni prijelom kosti
Frattura aperta (frattura esposta)	Open fracture (compound fracture)	Fracture ouverte	Fractura abierta	Otvoreni prijelom kosti
Frattura comminuta	Comminuted fracture	Fracture comminutive	Fractura cominuta	Kominutivni prijelom kosti
Frattura con dislocazione	Fracture with displacement	Fracture à déplacement	Fractura-dislocación	Prijelom kosti s pomakom
Frattura da stress	Stress fracture	Fracture de fatigue	Fractura por estrés	Prijelom zamora
Frattura da stress della tibia	Tibia stress fracture	Fracture de fatigue du tibia	Fractura por estrés de la tibia	Prijelom zamora goljenične kosti
Frattura del bacino	Broken pelvis (pelvis fracture)	Fracture du bassin	Fractura de pelvis	Prijelom zdjelice
Frattura del calcagno	Broken heel bone (calcaneus fracture)	Fracture du calcanéus	Fractura del calcáneo	Prijelom petne kosti
Frattura del capitello radiale	Radial head fracture (radial capitulum fracture)	Fracture de la tête radiale	Fractura de la cabeza del radio	Prijelom glavice palčane kosti
Frattura del collo del femore	Femoral neck fracture	Fracture du col du fémur	Fractura de cuello del fémur	Prijelom vrata bedrene kosti
Frattura del collo dell'omero	Humeral neck fracture	Fracture du col de l'humérus	Fractura de cuello del húmero	Prijelom vrata nadlaktične kosti
Frattura del corpo vertebrale	Broken vertebral body (vertebral corpus fracture)	Fracture du plateau vertébral	Fractura de cuerpo vertebral	Prijelom trupa kralješka
Frattura del femore	Broken thighbone (femur fracture)	Fracture du fémur	Fractura de fémur	Prijelom bedrene kosti
Frattura del metatarso	Broken foot (metatarsal fracture)	Fracture métatarsienne	Fractura de metatarso	Prijelom kosti stopala
Frattura del radio	Radius fracture	Fracture du radius	Fractura del radio	Prijelom palčane kosti

Italiano	Inglese	Francese	Spagnolo	Croato
Frattura del terzo distale di tibia e perone	Supramaleolar fracture of tibia and fibula	Fracture tibia péroné sus-malléolaire	Fractura supramaleolar de tibia y peroné	Supramaleolarni prijelom potkoljenice
Frattura dell'alluce	Broken big toe (fractured hallux)	Fracture du gros orteil	Fractura de los huesos del dedo gordo del pie	Prijelom falange nožnog palca
Frattura dell'epicondilo omerale	Epicondylar elbow fracture	Fracture du condyle huméral	Fractura de epicóndilo humeral	Prijelom kondila nadlaktične kosti
Frattura dell'olecrano	Broken elbow (olecranon fracture)	Fracture de l'olécrâne	Fractura de olécranon	Prijelom lakatnog vrha (prijelom olekranona)
Frattura dell'omero	Broken upper arm (humerus fracture)	Fracture de l'humérus	Fractura del húmero	Prijelom nadlaktice
Frattura dell'osso navicolare	Broken navicular bone (navicular fracture)	Fracture du scaphoïde	Fractura de escafoides (fractura navicular)	Prijelom navikularne kosti
Frattura dell'ulna	Broken ulna (ulna fracture)	Fracture de l'ulna	Fractura de cúbito	Prijelom lakatne kosti
Frattura della base del cranio	Base of skull fracture (basal skull fracture)	Fracture de la base du crâne	Fractura de la base del cráneo	Prijelom baze lubanje
Frattura della caviglia	Broken ankle (ankle fracture)	Fracture de la cheville	Fractura de tobillo	Prijelom gležnja
Frattura della clavicola	Broken collarbone (clavicle fracture)	Fracture de la clavicule	Fractura de clavícula	Prijelom ključne kosti
Frattura della costola	Broken rib (rib fracture)	Fracture de côte	Fractura de costilla	Prijelom rebra
Frattura della diafisi femorale	Diaphyseal tightbone fracture	Fracture de la diaphyse fémorale	Fractura de la diáfisis del fémur	Prijelom dijafize bedrene kosti
Frattura della falange del dito	Broken finger (finger fracture)	Fracture du doigt	Fractura de falange del dedo	Prijelom članka prsta
Frattura della fibula	Broken fibula (fibula fracture)	Fracture de la fibula	Fractura del peroné	Prijelom lisne kosti
Frattura della mascella e/o della mandibola	Upper and/or lower jaw fracture (broken upper/lower jaw)	Fracture du maxillaire et/ou de la mandibule	Fractura de maxilar y/o mandíbula	Prijelom gornje i/ili donje čeljusti
Frattura della rotula	Broken knee cap (patellar fracture)	Fracture de rotule	Fractura de la rótula	Prijelom ivera (prijelom patele)
Frattura della scapola	Broken shoulder blade (scapula fracture)	Fracture de la scapula	Fractura de escápula	Prijelom lopatice
Frattura della tibia	Broken shinbone (tibia fracture)	Fracture du tibia	Fractura de tibia	Prijelom goljenične kosti
Frattura di Pouteau-Colles (frattura delle metafisi radiali distali)	Distal radial fracture	Fracture de l'extrémité inferieure du radius (fracture de Pouteau-Colles)	Fractura distal del radio	Prijelom palčane kosti loco typico
Frattura di radio e ulna	Broken forearm (fractured ulna and radius)	Fracture du radius et du cubitus	Fractura de radio y cúbito	Prijelom obje podlaktične kosti
Frattura di tibia e perone	Broken lower leg bones (fractured tibia and fibula)	Fracture du tibia et de la fibula	Fractura de tibia y peroné	Prijelom obje kosti potkoljenice
Frattura diafisaria dell'omero	Diaphyseal humeral fracture	Fracture diaphysaire de l'humérus	Fractura diafisaria del húmero	Prijelom nadlaktice u području dijafize
Frattura incompleta (infrazione)	Incomplete fracture	Fracture incomplète	Fractura incompleta	Nepotpuni prijelom kosti (napuknuće kosti)
Frattura obliqua	Oblique fracture	Fracture oblique	Fractura obliqua	Kosi prijelom kosti
Frattura ripetuta	Refracturing (repeated fracture)	Fracture répétée	Fractura repetida	Opetovani prijelom kosti
Frattura semplice	Simple bone fracture	Fracture simple	Fractura simple	Jednostavni prijelom kosti
Frattura sovracondiloidea del femore	Supracondylar femoral fracture	Fracture supracondylienne du fémur	Fractura supracondilar del fémur	Suprakondilarni prijelom bedrene kosti

Italiano	Inglese	Francese	Spagnolo	Croato
Frattura sovracondiloidea di omero	Supracondylar humerus fracture	Fracture supracondylienne de l'humérus	Fractura supracondilar del húmero	Suprakondilarni prijelom nadlaktice
Frattura trasversale	Transverse fracture	Fracture transversale	Fractura transversal	Poprečni prijelom kosti
Fratture spontanee	Spontaneous fractures	Fractures spontanées	Fracturas espontáneas	Spontane frakture
Frigidità	Frigidity	Frigidité	Frigidez	Frigidnost
Fuoriuscita (scolo)	Discharge	Sécrétion (suintement, écoulement)	Flujo (descarga, secreción)	Iscjedak
Fuoriuscita di sangue dall'orecchio (otorragia)	Ear bleeding	Saignement de l'oreille	Hemorragia de oído (otorragia)	Krvarenje iz uha
Fuoriuscita vaginale	Vaginal discharge	Pertes vaginales	Flujo vaginal	Vaginalni iscjedak
Fusione di vertebre cervicali (Sindrome di Klippel Feil)	Congenital fusion of cervical vertebrae (Klippel-Feil syndrome)	Fusion congénitale de vertèbres cervicales (Syndrome de Klippel-Feil)	Fusión congenita de vértebras cervicales (síndrome de Klippel-Feil)	Srašteni vrat (sindrom Klippel-Feil)
Galattorrea	Galactorrhea	Galactorrhée	Galactorrea	Galaktoreja
Gangrena di Fournier	Fournier gangrene	Gangrène de Fournier	Gangrena de Fournier	Fournierova gangrena
Gangrena secca	Dry gangrene	Gangrène sèche	Gangrena seca	Suha gangrena
Gangrena umida	Wet gangrene	Gangrène humide	Gangrena húmeda	Vlažna gangrena
Gangrene gassosa	Gas gangrene	Gangrène gazeuse	Gangrena gaseosa	Plinska gangrena
Gastralgia	Epigastric pain	Douleur épigastrique	Dolor epigástrico	Bol u epigastriju
Gastroenterite	Gastroenteritis	Gastroentérite	Gastroenteritis	Gastroenteritis
Giardiasi (lambliasi)	Lambliasis (giardiasis)	Lambliase (giardiase)	Giardiasis (lambliasis)	Lamblijaza (giardijaza)
Gibbo (gobba, gibbosità)	Hunchback	Bossu	Joroba	Grba
Gigantismo	Gigantism	Gigantisme	Gigantismo	Divovski stas
Ginecomastia	Gynecomastia	Gynécomastie	Ginecomastia	Ginekomastija
Ginocchio del nuotatore a rana (stiramento cronico del legamento mediale)	Swimmer's knee	Syndrome du brasseur aux genoux	Rodilla de nadador de pecho (bursitis de la pata de ganso)	Plivačko koljeno
Ginocchio valgo	Knock knees (genu valgum)	Genou cagneux (genu valgum, genou en X)	Genu valgo	Genu valgum
Ginocchio varo (genu varum)	Bow legs (genu varum)	Genu varum	Genu varum	Genu varum
Giocco d'azzardo patologico	Gambling addiction (ludomania)	Jeu pathologique (jeu compulsif)	Adicción a jugar (ludopatia, ludomanía)	Ovisnost o kockanju (ludopatija)
Glaucoma	Glaucoma	Glaucome	Glaucoma	Glaukom
Glicosuria (mellituria)	Glucose in urine (glycosuria)	Sucre dans les urines (glycosurie)	Azúcar en orina (glucosuria)	Šećer u urinu (glikozurija)
Glioblastoma	Glioblastoma	Glioblastome	Glioblastoma	Glioblastom
Glioma	Glioma	Gliome	Glioma	Gliom
Gliosi	Gliosis	Gliose	Gliosis	Glioza
Glomangioma (paraganglioma)	Glomus tumor (glomangioma)	Tumeur glomique (glomangiome)	Tumor glómico (glomangioma)	Glomus-tumor
Glomerulonefrite	Glomerulonephritis	Gloméruronéphrite	Glomerulonefritis	Glomerulonefritis
Gomito del tennista (epicondilite)	Tennis elbow	Épicondylite latérale	Codo del tenista (epicondilitis lateral)	Teniski lakat
Gonadoblastoma	Gonadoblastoma	Gonadoblastome	Gonadoblastoma	Gonadoblastom
Gonfiezza e venti (flatulenza)	Bloating and gases (flatulence)	Ballonnements et vesse (flatulence)	Hinchazón y gases (flatulencia, ventosidad)	Nadutost i vjetrovi
Gonfiore	Swelling	Gonflement (enflure)	Hinchazón	Oteklina
Gonorrea (blenorragia)	Gonorrhea	Gonorrhée (blennorragie, chaude-pisse)	Gonorrea (blenorragia, blenorrea)	Gonoreja (kapavac, triper)
Gotta	Gout (gouty arthritis)	Goutte	Gota (enfermedad gotosa)	Ulozi (giht)
Gozzo	Goiter	Goitre	Bocio (coto)	Guša (struma)

Italiano	Inglese	Francese	Spagnolo	Croato
Gozzo multinodulare	Nodular goiter	Goitre multinodulaire	Bocio nodular	Čvorasta guša (nodularna struma)
Graffio (graffiatura)	Scratch	Égratignure	Rasguño	Ogrebotina
Granulocitosi	Granulocytosis	Polynucléose	Granulocitosis	Granulocitoza
Gravidanza ectopica	Ectopic pregnancy (extrauterine pregnancy)	Grossesse extra-utérine	Embarazo ectópico	Izvanmaternična trudnoća (ektopična trudnoća)
Herpes genitalis	Genital herpes	Herpès génital	Herpes genital	Genitalni herpes
Herpes simplex	Herpes simplex	Herpès (infection herpétique)	Herpes simple	Herpes simpleks
Herpes zoster	Herpes zoster	Zona	Herpes zóster (herpes zona)	Herpes zoster
Ictus emorragico	Hemorrhagic brain infarction	Infarctus cérébral hémorragique	Infarto cerebral hemorrágico	Hemoragijski infarkt mozga
Idremia	Hydremia	Hydrémie	Hidremia	Hidremija
Idrocefalo	Hydrocephalus	Hydrocéphalie	Hidrocefalia	Hidrocefalus
Idrocele	Hydrocele	Hydrocèle	Hidrocele	Hidrokela
Idrofobia	Aquaphobia	Aquaphobie	Acuafobia	Hidrofobija
Idronefrosi	Hydronephrosis	Hydronéphrose	Hidronefrosis	Hidronefroza
Idrope	Hydrops	Hydrops	Hidrops	Hidrops
Idrope della colecisti	Gallbladder hydrops	Hydrops de la vésicule biliaire	Hidrops vesicular	Hidrops žučnog mjehura
Idropericardio	Pericardial effusion (hydropericard)	Épanchement péricardique	Derrame pericárdico	Hidroperikard
Idrotorace	Hydrothorax	Hydrothorax	Hidrotórax	Hidrotoraks
Ifema	Hyphema	Hyphème	Hipema	Hifema
Igroma	Hygroma	Hygroma	Higroma	Higrom
Ileo	Ileus	Iléus	Íleo	Ileus
Imbecillità	Imbecility	Imbécillité	Imbecilidad	Slaboumnost
Immunodeficienza	Immunodeficiency	Immunodéficience	Inmunodeficiencia	Sniženi imunitet
Impetigine	Impetigo	Impétigo	Impétigo	Impetigo
Impotenza	Impotency	Impotence	Impotencia	Impotencija
Impulso a vomitare	Urge to vomit	Envie de vomir	Ganas de vomitar	Podražaj na povraćanje
Incapacità di percipire gli odori (disosmia)	Loss of olfaction (anosmia)	Perte de la sensibilité aux odeurs (anosmie)	Pérdida del sentido del olfato (anosmia)	Gubitak osjeta mirisa
Incapacità di percipire i sapori (ageusia)	Loss of the sense of taste (ageusia)	Perte du sens du goût (agueusie)	Pérdida del sentido del gusto (ageusia)	Gubitak osjeta okusa
Incontinenza	Incontinence	Incontinence	Incontinencia	Inkontinencija
Incontinenza urinaria	Urinary incontinence	Incontinence urinaire	Incontinencia urinaria	Urinarna inkotinencija
Incontinenza urinaria da sforzo	Stress urinary incontinence	Incontinence urinaire d'effort	Incontinencia urinaria por estrés	Stres-inkontinencija urina
Incoscienza (stato di incoscienza)	Unconsciousness	Absence de la conscience	Inconsciencia	Nesvjestica
Indigestione	Indigestion	Indigestion	Indigestión	Probavne smetnje
Induratio penis plastica (malattia di Peyronie)	Peyronie's disease (induratio penis plastica)	Maladie de La Peyronie	Enfermedad de La Peyronie (induración plástica del pene)	Plastična induracija penisa
Inedia	Starvation	Famine	Inanición	Izgladnjelost
Infarto	Infarct	Infarctus	Infarto	Infarkt
Infarto miocardico acuto	Heart attack (myocardial infarction)	Infarctus du myocarde	Infarto de miocardio	Infarkt miokarda
Infarto polmonare	Pulmonary infarction	Infarctus pulmonaire	Infarto pulmonar	Infarkt pluća
Infestazione da pidocchi (pediculosi)	Infestation with head lice (pediculosis)	Infestation par des poux (pédiculose)	Infestación por piojos (pediculosis)	Infestacija ušima (ušljivost, pedikuloza)
Infestazione da pidocchi del pube (ftiriasi)	Infestation with pubic lice (phthiriasis)	Infestation par des poux du pubic (phtiriase)	Infestación por ladilla (ftiriasis)	Infestacija stidnim ušima (iftirijaza)
Infestazione da vermi (elmintiasi)	Infestation with intestinal parasitic warms (helminthiasis)	Infestation par des vers parasites intestinaux (helminthiase)	Infestación de gusanos (helmintiasis)	Infestacija crijevnim parazitima (helmintijaza)

Italiano	Inglese	Francese	Spagnolo	Croato
Infezione (malattia infettiva)	Infection	Infection	Infección	Infekcija
Infezione batterica	Bacterial infection	Infection bactérienne	Infección bacteriana	Bakterijska infekcija
Infezione da clamidia	Chlamydia infection	Infection à Chlamydia	Infección por clamidia	Klamidijska infekcija
Infezione da Papilloma Virus Umano (HPV)	Human papilloma virus (HPV) infection	Infection par le virus du papillome humain (VPH)	Infeccion por el virus del papilom humano (VPH)	Infekcija humanim papiloma virusom (HPV)
Infezione del tratto respiratorio superiore	Upper respiratory tract infection	Infection respiratoire haute	Infección respiratoria alta	Infekcija gornjih dišnih puteva
Infezione dell'apparato osteo-articolare (osteomielite)	Infection of the bone or bone marrow (osteomyelitis)	Infection osseuse ou de la moelle osseuse (ostéomyélite)	Infección del hueso o médula ósea (osteomielión)	Infekcija kosti ili koštane srži (osteomijelitis)
Infezione della vagina batterica (vaginosi)	Bacterial vaginosis	Vaginose bactérienne	Vaginosis bacteriana	Bakterijska infekcija rodni-ce (bakterijska vaginoza)
Infezione fungina	Fungal infection	Infection fongique	Infección por hongos	Gljivična infekcija
Infezione virale	Viral infection	Infection virale	Infección viral	Virusna infekcija
Infiammazione (flogosi)	Inflammation	Inflammation	Inflamación	Upala
Infiammazione articolare (artrite)	Inflammation of the joint (arthritis)	Inflammation des articulations (arthrite)	Inflamación de una articulación (artritis)	Upala zgloba (artritis)
Infiammazione dei bronchi (bronchite)	Inflammation of the bronchi (bronchitis)	Inflammation des bronches des poumons (bronchite)	Inflamación de los bronquios (bronquitis)	Upala bronhija (bronhitis)
Infiammazione dei bronchioli (bronchiolite)	Inflammation of the bronchioles (bronchiolitis)	Inflammation des petites bronches (bronchiolite)	Inflamación de los bronquiolos (bronquiolitis)	Upala bronhiola (bronhiolitis)
Infiammazione dei polmoni (polmonite)	Inflammation of the lung (pneumonia)	Inflammation des poumons (pneumonie)	Inflamación de los pulmones (neumonía, pulmonía, neumonitis)	Upala pluća (pneumonija)
Infiammazione dei reni (nefrite)	Inflammation of the kidney (nephritis)	Inflammation du rein (néphrite)	Inflamación del riñón (nefritis)	Upala bubrega (nefritis)
Infiammazione dei seni paranasali (sinusite)	Inflammation of the paranasal sinuses (sinusitis)	Inflammation du sinus (sinusite)	Inflamación de los senos paranasales (sinusitis)	Upala sinusa (sinusitis)
Infiammazione dei tessuti gengivali (gengivite)	Inflammation of the gums (gingivitis)	Inflammation de la gencive (gingivite)	Inflamación de las encías (gingivitis)	Upala desni (gingivitis)
Infiammazione dei testicoli (orchite)	Inflammation of the testes (orchitis)	Inflammation des testicules (orchite)	Inflamación del testiculo (orquitis)	Upala testisa (orhitis)
Infiammazione del cervello (encefalite)	Inflammation of the brain (encephalitis)	Inflammation du cerveau (encéphalite)	Inflamación del encéfalo (encefalitis)	Upala mozga (encefalitis)
Infiammazione del fegato (epatite)	Inflammation of the liver (hepatitis)	Inflammation du foie (hépatite)	Inflamación del hígado (hepatitis)	Upala jetre (hepatitis)
Infiammazione del miocardio (miocardite)	Inflammation of the heart muscle (myocarditis)	Inflammation du myocarde (myocardite)	Inflamación del miocardio (miocarditis)	Upala srčanog mišića (miokarditis)
Infiammazione del nervo (neurite, nevrite)	Inflammation of the nerve (neuritis)	Inflammation du nerf (névrite)	Inflamación del nervio (neuritis)	Upala živca (neuritis)
Infiammazione del pancreas (pancreatite)	Inflammation of the pancreas (pancreatitis)	Inflammation du pancréas (pancréatite)	Inflamación del páncreas (pancreatitis)	Upala gušterače (pankreatitis)
Infiammazione del parametrio (parametrite)	Inflammation of the parametrium (parametritis)	Inflammation du paramètre (paramétrite)	Inflamación del parametrio (parametritis)	Upala parametrija (parametritis)
Infiammazione del pericardio (pericardite)	Inflammation of the pericardium (pericarditis)	Inflammation du péricarde (péricardite)	Inflamación del pericardio (pericarditis)	Upala osrčja (perikarditis)
Infiammazione del tendine (tendinite)	Inflammation of the tendon (tendinitis, tendonitis)	Inflammation d'un tendon (tendinite)	Inflamación de un tendón (tendinitis)	Upala tetive (tendinitis)

Italiano	Inglese	Francese	Spagnolo	Croato
Infiammazione del tessuto muscolare (miosite)	Inflammation of the muscles (myositis)	Inflammation du tissu musculaire (myosite)	Inflamación del músculo esquelético (miositis)	Upala mišića (miozitis)
Infiammazione del timo	Inflammation of the thymus (thymitis)	Inflammation du thymus	Inflamación del timo (timitis)	Upala prsne žlijezde (timitis)
Infiammazione del'epiglottide (epiglottite)	Inflammation of the epiglottis (epiglottitis)	Inflammation de l'épiglotte (épiglottite)	Inflamación de la epiglotis (epiglotitis)	Upala epiglotisa (epiglotitis)
Infiammazione dell'appendice vermiforme (appendicite)	Inflammation of the appendix (appendicitis)	Inflammation de l'appendice iléo-caecal (appendicite)	Inflamación del apéndice (apendicitis)	Upala slijepog crijeva (apendicitis)
Infiammazione dell'endocardio (endocardite)	Inflammation of the endocardium (endocarditis)	Inflammation de l'endocarde (endocardite)	Inflamación del endocardio (endocarditis)	Upala srčane ovojnice (endokarditis)
Infiammazione dell'endometrio (endometrite)	Inflammation of the endometrium (endometritis)	Inflammation de l'endomètre (endométrite)	Inflamación del endometrio (endometritis)	Upala endometrija maternice (endometritis)
Infiammazione dell'epididimo (epididimite)	Inflammation of the epididymis (epididymitis)	Inflammation de l'épididyme (épididymite)	Inflamación del epidídimo (epididimitis)	Upala pasjemenika (epididimitis)
Infiammazione dell'inserzione di muscolo (entesite)	Inflammation of the entheses (enthesitis)	Inflammation de l'enthèse (enthésite)	Inflamación de la zona de inserción de un músculo (entesitis)	Upala hvatišta mišića (entezitis)
Infiammazione dell'uretra (uretrite)	Inflammation of the urethra (urethritis)	Inflammation de l'urètre (urétrite)	Inflamación de la uretra (uretritis)	Upala sluznice mokraćne cijevi (uretritis)
Infiammazione della borsa sierosa di un'articolazione (borsite)	Inflammation of the synovial fluid sac (bursitis)	Inflammation de la bourse séreuse articulaire (hygroma, bursite)	Inflamación de la bursa (bursitis)	Upala sluzne vreće (burzitis)
Infiammazione della colecisti (colecistite)	Inflammation of the gall bladder (cholecystitis)	Inflammation de la vésicule biliaire (cholécystite)	Inflamación de la vesicula biliar (colecistitis)	Upala žučnog mjehura (holecistitis)
Infiammazione della congiuntiva (congiuntivite)	Inflammation of the conjunctiva (conjunctivitis)	Inflammation de la conjonctive (conjonctivite)	Inflamación de la conjuntiva (conjuntivitis)	Upala sluznice oka (konjuktivitis)
Infiammazione della cornea (cheratite)	Inflammation of the cornea (keratitis)	Inflammation de la cornée (kératite)	Inflamación de la córnea (queratitis)	Upala rožnice (keratitis)
Infiammazione della cornea e della congiutiva (chera-tocongiuntivite)	Inflammation of the cornea and conjunctiva (keratoconjunctivitis)	Inflammation de la conjonctive et de la cornée (kératoconjonctivite)	Inflamación de la córnea y de la conjuntiva (queratoconjuntivitis)	Upala rožnice i sluznice oka (keratokonjuktivitis)
Infiammazione della fascia (fascite)	Inflammation of the fascia (fasciitis)	Inflammation du fascia (fasciite)	Inflamación de la fascia (fascitis)	Upala fascije (fasciitis)
Infiammazione della ghiandola prostatica (prostatite)	Inflammation of the prostate gland (prostatitis)	Inflammation de la prostate (prostatite)	Inflamación de la próstata (prostatitis)	Upala prostate (prostatitis)
Infiammazione della laringe (laringite)	Inflammation of the larynx (laryngitis)	Inflammation du larynx (laryngite)	Inflamación de la laringe (laringitis)	Upala glasnica (laringitis)
Infiammazione della mammella (mastite)	Inflammation of the breast (mastitis)	Inflammation de la mamelle (mastite)	Inflamación del seno (mastitis)	Upala dojke (mastitis)
Infiammazione della membrana sinoviale (sinovite)	synovial membrane (synovitis)	Inflammation de la gaine synoviale (synovite)	Inflamación de la membrana sinovial (sinovitis)	Upala tetivne ovojnice (sinovitis)
Infiammazione della mucosa gastrica (gastrite)	Inflammation of the stomach lining (gastritis)	Inflammation de la paroi de l'estomac (gastrite)	Inflamación de la mucosa gástrica (gastritis)	Upala želučane sluznice (gastritis)
Infiammazione della pelle (dermatite)	Inflammation of the skin (dermatitis)	Inflammaton de la peau (dermatite)	Inflamación de la piel (dermatitis)	Upala kože (dermatitis)
Infiammazione della pleura (pleurite)	Inflammation of the pleura (pleuritis)	Inflammation de la plèvre (pleurésie)	Inflamación de la pleura (pleuritis, pleuresia)	Upala plućne ovojnice (pleuritis)
Infiammazione della retina (retinite)	Inflammation of the retina (retinitis)	Inflammation de la rétine (rétinite)	Inflamación de la retina (retinitis)	Upala mrežnice (retinitis)

Italiano	Inglese	Francese	Spagnolo	Croato
Infiammazione della sierosa peritoneale (peritonite)	Inflammation of the peritoneum (peritonitis)	Inflammation du péritoine (péritonite)	Inflamación del peritoneo (peritonitis)	Upala potrbušnice (peritonitis)
Infiammazione della testa del glande (balanite)	Inflammation of the glans penis (balanitis)	Inflammation du gland du pénis (balanite)	Inflamación del glande del pene (balanitis)	Upala glavića penisa (balanitis)
Infiammazione della tiroide (tiroidite)	Inflammation of the thyroid gland (thyroiditis)	Inflammation de la glande thyroïde (thyroïdite)	Inflamación de la glándula tiroides (tiroiditis)	Upala štitnjače (tireoiditis)
Infiammazione della trachea (tracheite)	Inflammation of the windpipe (tracheitis)	Inflammation de la trachée (trachéite)	Inflamación de la tráquea (traqueitis)	Upala dušnika (traheitis)
Infiammazione della tunica media dell'occhio (uveite)	Inflammation of the middle layer of the eye (uveitis)	Inflammation de l'uvée (uvéite)	Inflamación de la lámina intermedia del ojo (uveitis)	Upala srednje ovojnice oka (uveitis)
Infiammazione della vagina (vaginite)	Inflammation of the vagina (vaginitis)	Inflammation du vagin (vaginite)	Inflamación de la vagina (vaginitis)	Upala rodnice (vaginitis)
Infiammazione della vescica urinaria (cistite)	Inflammation of the urinary bladder (cystitis)	Inflammation de la vessie (cystite)	Inflamación de la vejiga urinaria (cistitis)	Upala mokraćnog mjehura (cistitis)
Infiammazione della vulva (vulvite)	Inflammation of the vulva (vulvitis)	Inflammation de la vulve (vulvite)	Inflamación de la vulva (vulvitis)	Upala stidnice (vulvitis)
Infiammazione delle arterie (arterite)	Inflammation of the arterial walls (arteritis)	Inflammation des parois des artères (artérite)	Inflamación de las arterias (arteritis)	Upala stijenke arterije (arteritis)
Infiammazione delle ghiandole linfatiche (linfoadenite)	Inflammation of the lymph node (lymphadenitis)	Inflammation des ganglions (adénite, lymphadénite)	Inflamación de los ganglios linfáticos (linfadenitis)	Upala limfnog čvora (limfadenitis)
Infiammazione delle ghiandole salivari (sialoadenite)	Inflammation of the salivary gland (sialadenitis)	Inflammation des glandes salivaires (sialoadénite)	Inflamación de las glándulas salivales (sialadenitis)	Upala žlijezda slinovnica (sialadenitis)
Infiammazione delle meningi (meningite)	Inflammation of the meninges (meningitis)	Inflammation des méninges (méningite)	Inflamación de las meninges (meningitis)	Upala moždanih ovojnica (meningitis)
Infiammazione delle mucose della bocca (stomatite)	Inflammation of the mouth mucous lining (stomatitis)	Inflammation de la muqueuse buccale (stomatite)	Inflamación de la mucosa bucal (estomatitis)	Upala sluznice usta (stomatitis)
Infiammazione delle tonsille (tonsillite)	Inflammation of the tonsils (tonsillitis)	Inflammation des tonsilles (tonsillite)	Inflamación de las amígdalas palatinas (amigdalitis)	Upala krajnika (tonzilitis)
Infiammazione delle vene (flebite)	Inflammation of the vein (phlebitis)	Inflammation des veines (phlébite)	Inflamación de las venas (flebitis)	Upala vena (flebitis)
Infiammazione di labirinto nell'orecchio interno (labirintite)	Inflammation of the inner ear (labyrinthitis)	Inflammation de l'oreille interne (labyrinthite, otite interne)	Inflamación del laberinto del oído interno (laberintitis)	Upala labirinta u unutarnjem uhu (labirintitis)
Infiammazione di tendine e di guaina tendinea (tenosinovite)	Inflammation of the synovium and tendon (tenosynovitis)	Inflammation d'un tendon et de sa gaine synoviale (ténosynovite)	Inflamación de un tendón y de su vaina (tenosinovitis)	Upala tetive s ovojnicom (tenosinovitis)
Infiammazione granulomatosa	Granulomatous inflammation	Inflammation granulomateuse	Inflamación granulomatosa	Granulomatozna upala (granulom)
Influenza	Flu (influenza)	Grippe (influenza)	Gripe (gripa, influenza)	Gripa (influenca)
Influenza aviaria H5N1	Bird flu (influenzavirus A subtype H5N1)	Grippe aviaire (influenzavirus A sous-type H5N1)	Gripe aviar H5N1	Ptičja gripa podtip H5N1
Influenza spagnola	Spanish flu	Grippe espagnole	Gripe española	Španjolska gripa
Influenza suina	Pig flu (swine influenza, influenzavirus A subtype H1N1)	Grippe porcine	Gripe porcina (influenza porcina, gripe del cerdo)	Svinjska gripa
Infreddatura (raffreddore)	Common cold	Rhume	Resfriado común (resfrío)	Prehlada (hunjavica)
Ingrossamento (divenire grosso)	Gaining weight	Grossissement	Engorde (ganar peso)	Debljanje

Italiano	Inglese	Francese	Spagnolo	Croato
Ingrossamento dei linfonodi (linfoadenopatia)	Enlarged lymph nodes (lymphadenopathy)	Augmentation d'un ganglion lymphatique (lymphadénopathie)	Aumento de volumen de los ganglios linfáticos (linfadenopatía)	Povećanje limfnih čvorova (limfadenopatija)
Insolazione (colpo di sole)	Sunstroke (heat stroke)	Coup de soleil (insolation)	Insolación	Sunčanica
Insonnia	Insomnia	Insomnie	Insomnio	Nesanica
Insufficienza epatica	Liver insufficiency	Insuffisance hépatique	Fallo hepático (insuficiencia hepática)	Zatajenje jetre
Insufficienza renale	Kidney failure (renal insufficiency)	Insuffisance rénale	Fallo renal (insuficiencia renal)	Zatajenje bubrega (insuficijencija bubrega)
Insufficienza renale acuta	Acute kidney failure	Insuffisance rénale aiguë	Insuficiencia renal aguda	Akutno zatajenje bubrega
Insufficienza renale cronica	Chronic renal failure	Insuffisance rénale chronique	Insuficiencia renal crónica	Kronično zatajenje bubrega
Insufficienza venosa cronica cerebrospinale	Chronic cerebrospinal venous insufficiency	Insuffisance veineuse cérébro-spinale chronique	Insuficiencia venosa cerebro-espinal crónica	Kronična cerebrospinalna venozna insuficijencija
Intolleranza al glutine	Gluten intolerance	Intolérance au gluten	Intolerancia al gluten	Nepodnošenje glutena
Intolleranza al lattosio	Lactose intolerance	Intolérance au lactose	Intolerancia a la lactosa	Nepodnošenje laktoze (netolerancija laktoze)
Intormentire	Tingling	Fourmillement	Hormigueo	Trnjenje
Intossicazione alimentare da stafilococco	Staphylococcal food poisoning	Intoxication alimentaire staphylococcique	Intoxicación alimentaria por estafilococo dorado	Stafilokokno trovanje hranom
Intossicazione da metalli pesanti	Heavy metal poisoning	Empoisonnement aux métaux lourds	Envenenamiento por metales pesados	Trovanje teškim metalima
Iperaldosteronismo	Aldosteronism (hyperaldosteronism)	Hyperaldostéronisme	Aldosteronismo (hiperaldosteronismo)	Aldosteronizam
Iperattività	Hyperactivity	Hyperactivité	Hiperactividad	Hiperaktivnost
Ipercalcemia	Hypercalcemia	Hypercalcémie	Hipercalcemia	Hiperkalcijemija
Iperestensione della regione posteriore del tronco (opistotono)	Spastic arching position (opisthotonus)	Contracture sur les muscles extenseurs de sorte que le corps est incurvé en arrière (opisthotonos)	Contracción del cuerpo entero de tal manera que se mantiene encorvado hacia atrás (opistótonos)	Izvijanje misića vrata i leđa u luk (opistotonus)
Iperinsulinismo	Hyperinsulinism	Hyperinsulinisme	Hiperinsulinismo	Povišen inzulin u krvi (hiperinzulinizam)
Iperkaliemia	Hyperkalemia	Hyperkaliémie	Hiperpotasemia (hipercalemia)	Hiperkalijemija
Ipermetropia	Farsightedness (hyperopia)	Hypermétropie	Hipermetropía	Dalekovidnost
Iperparatiroidismo	Hyperparathyroidism	Hyperparathyroïdie	Hiperparatiroidismo	Hiperparatireoidizam
Iperpituitarismo	Hyperpituitarism	Hyperpituitarisme	Hiperpituitarismo	Hiperpituitarizam
Iperplasia endometriale	Endometrial hyperplasia	Hyperplasie endométriale	Hiperplasia endometrial	Hiperplazija endometrija
Iperplasia pseudo-epiteliomatosa	Pseudoepithelioma-tous hyperplasia	Hyperplasie pseudo-épithéliomateuse	Hiperplasia pseudoepitelioomatosa	Pseudoepiteliemato-zna hiperplazija
Ipertensione arteriosa essenziale	Essential hypertension	Hypertension artérielle essentielle	Hipertensión esencial	Esencijalna hipertenzija
Ipertensione arteriosa polmonare	Pulmonary hypertension	Hypertension artérielle pulmonaire	Hipertensión arterial pulmonar	Plućna hipertenzija
Ipertensione arteriosa secondaria	Secondary hypertension (inessential hypertension)	Hypertension secondaire	Hipertensión secundaria	Sekundarna hipertenzija
Ipertensione arteriosa sistemica	High blood pressure (hypertension)	Pression artérielle élevée (hypertension artérielle)	Incremento de la presión sanguinea (hipertensión)	Visoki krvni tlak (hipertenzija)

Italiano	Inglese	Francese	Spagnolo	Croato
Ipertensione maligna	Malignant hypertension	Hypertension artérielle maligne	Hipertensión maligna	Maligna hipertenzija
Ipertensione portale	Portal hypertension	Hypertension portale	Hipertensión portal	Portalna hipertenzija
Ipertensione renale	Renovacsular hypertension	Hypertension rénovasculaire	Hipertensión renovascular	Renovaskularna hipertenzija
Ipertermia	Hyperthermia	Hyperthermie	Hipertermia	Hipertermija
Ipertiroidismo	Hyperthyroidism	Hyperthyroïdie	Hipertiroidismo	Hipertireoza
Ipertrofia	Hypertrophy	Hypertrophie	Hipertrofia	Hipertrofija
Ipertrofia prostatica benigna	Benign prostatic hyperthroph	Hypertrophie bénigne de la prostate	Hiperplasia benigna de próstata	Benigna hipertrofija prostate
Ipertrofia ventricolare	Ventricular hypertrophy	Hypertrophie ventriculaire	Hipertrofia ventricular	Ventrikularna hipertrofija
Iperuricemia	Hyperuricemia	Hyperuricémie	Hiperuricemia	Hiperurikemija
Iperventilazione	Hyperventilation	Hyperventilation	Hiperventilación	Hiperventilacija
Ipervitaminosi	Hypervitaminosis	Hypervitaminose	Hipervitaminosis	Hipervitaminoza
Ipervolemia (aumento del volume ematico circolante)	Hypervolemia (increased level of fluid in the blood)	Hypervolémie (augmentation du volume de sang dans les vaisseaux)	Hipervolemia (aumento del volumen de sangre en la circulación)	Hipervolemija (porast volumena krvi u optoku)
Ipoalbuminemia	Hypoalbuminemia	Hypoalbuminémie	Hipoalbuminemia	Hipoalbuminemija
Ipocalcemia	Hypocalcemia	Hypocalcémie	Hipocalcemia	Hipokalcijemija
Ipocondria	Hypochondria	Hypocondrie	Hipocondría	Hipohondrija
Ipoglicemia	Hypoglycemia	Hypoglycémie	Hipoglicemia	Hipoglikemija
Ipoinsulinemia	Hypoinsulinism	Hypoinsulinisme	Hipoinsulinismo	Hipoinzulinizam
Ipokaliemia	Hypokalemia	Hypokaliémie	Hipocaliemia	Hipokalijemija
Ipoparatiroidismo	Hypoparathyroidism	Hypoparathyroïdie	Hipoparatiroidismo	Hipoparatireodizam
Ipopituitarismo	Hypopituitarism	Hypopituitarisme	Hipopituitarismo	Hipopituitarizam
Ipoplasia del tronco polmonare	Pulmonary hypoplasia	Hypoplasie pulmonaire	Hipoplasia pulmonar	Hipoplazija plućnog režnja
Ipospadia	Hypospadias	Hypospadias	Hipospadias	Hipospadija
Ipossia	Hypoxia	Hypoxie	Hipoxia	Hipoksija
Ipotensione e sincope	Hypotension and syncope	Hypotension et syncope	Hipotensión y sincope	Hipotenzija i sinkope
Ipotermia	Hypothermia	Hypothermie	Hipotermia	Pothlađenost (hipotermija)
Ipotiroidismo	Hypothyroidism	Hypothyroïdie	Hipotiroidismo	Hipotireoza
Ipotonia	Hypotonia	Hypotonie	Hipotonia	Hipotonija
Ipotonia muscolare	Muscular hypotonia	Hypotonie musculaire	Hipotonia muscular	Mišićna hipotonija
Ippersensibilità ai normali stimoli esterni (iperestesia)	Increased sensitivity to stimuli of the senses (hyperesthesia)	Hypersensibilité aux stimuli extérieurs (hyperesthésie)	Sensación exagerada de los estimulos táctiles (hiperestesia)	Preosjetljivost na podražaj (hiperestezija)
Iridodialisi	Iridodialysis (coredialysis)	Iridodialyse	Iridodiálisis	Iridodijaliza
Irite	Iritis	Iritis	Iritis	Iritis
Irradiazione non ionizzante	Non-ionising irradiation	Irradiation non-ionisante	Irradiación no-ionizante	Neionizirajuća ozračenost
Irradiazione radioattiva	Radioactive irradiation	Irradiation par rayons radioactifs (contamination radioactive)	Irradiación radioactiva	Radioaktivna ozračenost
Irsutismo	Hirsutism	Hirsutisme	Hirsutismo	Hirzutizam
Ischemia	Ischemia	Ischémie	Isquemia	Ishemija
Ischemia degli arti	Ischemic limbs	Ischémie des membres	Isquemia de miembros	Ishemični udovi
Ischemia miocardica	Ischemic heart disease	Ischémie myocardique	Isquemia miocárdica (angina de pecho)	Ishemijska bolest srca
Isosporiasi	Isosporiasis	Isosporose	Isosporiasis	Izosporijaza
Isteria (isterismo)	Hysteria	Hystérie	Histeria	Histerija
Istoplasmosi	Histoplasmosis (Darling's disease)	Histoplasmose	Histoplasmosis	Histoplazmoza
Ittero (itterizia)	Jaundice (icterus)	Ictère (jaunisse)	Ictericia	Žutica (ikterus)
Ittero neonatale	Neonatal jaundice	Ictère néonatal	Ictericia del recién nacido	Novorođenačka žutica

Italiano	Inglese	Francese	Spagnolo	Croato
Ittero ostruttivo	Mechanic icterus (bile duct obstruction)	Ictère par obstruction des voies biliaires	Ictericia obstructiva	Mehanički ikterus
Kala-azar (febbre d'Assam, splenomegalia infantile)	Kala-azar (black fever)	Kala azar (fièvre noire)	Kala azar (fiebre negra)	Kala-azar
Kernittero (encefalopatia bilirubinica)	Kernicterus	Kernictère	Kernicterus (encefalopatía neonatal bilirrubínica)	Žutica moždanih jezgri
Kuru	Kuru	Kuru	Kuru (muerte de la risa)	Kuru (smrtni smijeh)
Labbro leporino	Cleft lip and palate	Fente labiale et fente palatine	Labio leporino (fisura labial)	Rascjep usne i nepca
Lacerazione (strappo)	Laceration (tear)	Lacération	Laceración	Razderotina
Lacerazione cerebrale	Brain laceration	Lacération cérébrale	Laceración cerebral	Laceracija mozga
Laringospasmo	Laryngospasm	Laryngospasme	Laringoespasmo	Laringospazam
Lebbra	Leprosy	Lèpre	Lepra	Lepra (guba)
Leiomioma	Leiomyoma	Léiomyome	Leiomioma	Lejomiom
Leiomiosarcoma	Leiomyosarcoma	Leiomyosarcome	Leiomiosarcoma	Lejomiosarkom
Leishmaniosi	Leishmaniasis	Leishmaniose	Leishmaniasis	Lišmenijaza
Leishmaniosi cutanea	Cutaneous leishmaniasis (Oriental sore)	Leishmaniose cutanée (bouton d'Orient)	Leishmaniasis cutánea (uta)	Orijentalni ulkus (kožna lišmenijaza)
Lentezza psicofisica	Slow psychophysiological responses	Réponses psychophysiologiques lentes	Respuestas psicofisiológicas lentas	Psihofizička usporenost
Leptospirosi	Leptospirosis	Leptospirose	Leptospirosis	Leptospiroza
Lesione del nervo	Nerve lesion	Lésion du nerf	Lesión de nervio	Oštećenje živca (lezija živca)
Lesione del nervo periferico	Peripheral nerve lesion	Lésion du nerf périphérique	Lesión de nervio periférico	Oštećenje perifernog živca
Lesione ostruttiva dell'intestino tenue	Obstructive lesion of the small intestine	Lésion obstructive de l'intestin grêle	Lesión obstructiva del intestino delgado	Opstruktivna lezija tankog crijeva
Lesioni da scoppio (blast-syndrome)	Blast-syndrome	Syndrome de blast	Síndrome por explosión	Blast-sindrom
Lesioni della testa e del cervello	Head and brain injuries	Blessures à la tête et blessures du cerveau	Lesiones de la cabeza y del cerebro	Ozljede glave i mozga
Lesioni meccaniche	Mechanical injuries	Lésions mécaniques	Lesiones mecánicas	Mehaničke ozljede
Lesioni termiche	Thermal injuries	Lésions thermiques	Lesiones térmicas	Termičke ozljede
Leucemia	Leukemia	Leucémie	Leucemia	Leukemija
Leucemia acuta linfoblastica	Acute lymphoblastic leukemia	Leucémie lymphoblastique aiguë	Leucemia linfoblástica aguda	Akutna limfatična leukemija
Leucemia linfatica	Lymphatic leukemia	Leucémie lymphoïde	Leucemia linfática	Limfatična leukemija
Leucemia linfatica cronica	Chronic lymphocytic leukemia	Leucémie lymphoïde chronique	Leucemia linfocítica crónica	Kronična limfocitna leukemija
Leucemia mieloide	Myeloid leukemia	Leucémie myéloïde	Leucemia mieloide	Mijeloična leukemija
Leucemia mieloide acuta	Acute myeloid leukemia (AML)	Leucémie aiguë myéloblastique	Leucemia mieloide aguda	Akutna mijeloična leukemija
Leucemia mieloide cronica	Chronic myeloid leukemia	Leucémie myéloïde chronique	Leucemia mieloide crónica	Kronična mijeloična leukemija
Leucemia monocitica	Monocytic leukemia	Leucémie monocytique	Leucemia monocitica	Monocitična leukemija
Leucocitosi	Leukocytosis	Leucocytose	Leucocitosis	Leukocitoza
Leucodistrofia	Leukodystrophy	Leucodystrophie	Leucodistrofia	Leukodistrofija
Leucoplachia	Leukoplakia	Leucoplasie	Leucoplaquia	Leukoplakija
Leucorea	Leukorrhea	Leucorrhée	Leucorrea	Bijelo pranje
Lichen planus	Lichen planus	Lichen plan	Liquen plano	Lišaj (lichen planus)
Linfadenite tubercolare	Tuberculous lymphadenitis	Lymphadénite tuberculeuse	Tuberculosis ganglionar (linfadenitis tubercular)	Tuberkuloza limfnih čvorova
Linfangioma	Lymphangioma	Lymphangiome	Linfangioma	Limfangiom

Italiano	Inglese	Francese	Spagnolo	Croato
Linfangiosarcoma	Lymphangiosarcoma	Lymphangiosarcome	Linfangiosarcoma	Limfangiosarkom
Linfedema	Lymphedema	Lymphoedème	Linfedema	Limfedem (zastoj limfe)
Linfoma	Lymphoma	Lymphome	Linfoma	Limfom
Linfoma di Hodgkin	Hodgkin's disease	Maladie de Hodgkin	Enfermedad de Hodgkin	Hodgkinova bolest
Linfoma non Hodgkin	Non-Hodgkin's lymphoma	Lymphome non-Hodgkinien	Linfoma no-Hodgkin	Non-Hodgkinov limfom
Lipodistrofia	Lipodystrophy	Lipodystrophie	Lipodistrofia	Lipodistrofija
Lipoma	Lipoma	Lipome	Lipoma	Lipom
Lipomatosi pancreatica	Pancreatic lipomatosis	Lipomatose du pancréas	Lipomatosis pancreática (reemplazo graso del páncreas)	Lipomatoza gušterače (masna infiltracija gusterače)
Liposarcoma	Liposarcoma	Liposarcome	Liposarcoma	Liposarkom
Listeriosi	Listeriosis	Listériose	Listeriosis	Listerioza
Lobster-claw deformità di piede	Split foot (lobster claw foot, ectrodactyly)	Pince de homard (aplasie digitale, ectrodactylie)	Ectrodactilia en pie	Lobster Claw stopalo
Lombaggine	Low back pain (lumbago, lumbosacral syndrome)	Lombalgie	Dolor de espalda baja (lumbalgia)	Križobolja (lumbosakralni sindrom)
Lombalgia dell'atleta	Gymnastics lower back pain	Lombalgie du gymnaste	Espalda del gimnasta	Gimnastičarska bolna križa
Lordosi	Lordosis	Lordose	Lordosis	Lordoza
Lupus eritematoso sistemico	Lupus erythematosus	Lupus érythémateux	Lupus eritematoso sistémico	Sistemski lupus eritematozus
Lussazione	Dislocation (luxation)	Déboîtement (luxation)	Luxación (lujación, dislocación)	Iščašenje (dislokacija, luksacija)
Lussazione acromio-clavicolare	Separated shoulder (acromi-oclavicular dislocation)	Luxation acromio-claviculaire	Luxación de la articulación acromioclavicular	Iščašenje akromio-klavikularnog zgloba
Lussazione congenita dell'anca (displasia dell'anca)	Congenital dysplasia of the hip (congenital hip dislocation)	Luxation congénitale de la hanche	Displasia congénita de la cadera (luxación congénita de cadera)	Urođeno iščašenje kuka (kongenitalna displazija kuka)
Lussazione del ginocchio	Knee dislocation (luxation of the knee)	Luxation du genou	Luxación de la rodilla	Iščašenje koljena
Lussazione del gomito	Elbow dislocation (luxation of the elbow)	Luxation du coude	Luxación del codo	Iščašenje lakta
Lussazione dell'anca	Dislocation of a hip	Luxation de la hanche	Luxación de la cadera	Iščašenje kuka
Lussazione della caviglia	Dislocated ankle joint	Luxation de la cheville	Luxación del tobillo	Iščašenje skočnog zgloba
Lussazione della mandibola	Mandibular dislocation	Luxation temporo-mandibulaire	Dislocación de la mandibula	Iščašenje vilice
Lussazione della rotula	Luxating patella (trick knee, floating patella)	Luxation de la rotule	Luxación de la rótula	Iščašenje čašice
Lussazione della spalla	Dislocated shoulder	Luxation de l'épaule	Luxación del hombro	Iščašenje ramena
Lussazione incompleta (sublussazione)	Partial dislocation (subluxation)	Luxation incomplète (subluxation)	Desplazamiento de una articulación (subluxación)	Djelomična dislokacija (subluksacija)
Lussazioni delle atricolazioni della mano e delle dita	Hand and finger joints dislocation	Luxation des doigts et du poignet	Luxaciones de la mano y los dedos	Iščašenje zglobova šake i prstiju
Macchie di Koplik	Koplik's spots	Signe de Koplik	Manchas de Koplik	Koplikove pjege
Mal di denti	Toothache	Mal de dents	Dolor de muelas	Zubobolja
Mal di gola (infiammazione della faringe, faringite)	Sore throat (inflammation of the throat, pharyngitis)	Mal à la gorge (inflammattion du pharinx, pharingite)	Mal de garganta (inflamación de la faringe, faringitis)	Upala grla (grlobolja, faringitis)
Mal di mare	Seasickness	Mal de mer	Mal de mar	Morska bolest

Italiano	Inglese	Francese	Spagnolo	Croato
Mal di montagna	Altitude sickness (acute mountain sickness)	Mal aigu des montagnes	Mal de montaña (mal de altura)	Visinska bolest
Mal di schiena (dorsopatia)	Back pain (dorsalgia)	Mal de dos (dorsalgie)	Dolor de espalda (dorsalgia)	Bol u leđima (dorzopatija)
Mal di schiena su base posturale	Postural back pain	Lombalgie posturale	Dolor de espalda postural	Posturalna križobolja
Mal di testa	Headache	Mal de tête (céphalée)	Dolor de cabeza	Glavobolja
Malaria	Malaria	Malaria	Malaria (paludismo)	Malarija
Malassorbimento	Malabsorption	Malabsorption	Malabsorción	Malapsorpcija
Malattia autoimmunitaria	Autoimmune disease	Maladie auto-immune	Enfermedad autoinmune	Autoimunološka bolest
Malattia da vibrazioni	Vibration disease	Maladie des vibrations	Enfermedad de las vibraciones	Vibracijska bolest
Malattia dei riempitori dei silos	Silo-filler's disease	Maladie des ouvriers des silos	Enfermedad de los ensiladores	Silosna pluća
Malattia del cuore (cardiopatia)	Heart disease (cardiopathy)	Maladie cardiaque (cardiopathie)	Enfermedad del corazón (cardiopatia)	Srčana bolest (kardiopatija)
Malattia del motoneurone	Motor neurone disease	Maladie du motoneurone	Enfermedad de la motoneurona	Bolest motornog neurona
Malattia di Bornholm (mialgia epidemica)	Bornholm disease (epidemic myalgia)	Maladie de Bornholm (myalgie épidémique)	Enfermedad de Bornholm (mialgia epidémica)	Bornholmska bolest (epidemijska mialgija)
Malattia di Brill-Zinsser	Brill's disease	Maladie de Brill-Zinserr (typhus résurgent)	Enfermedad de Brill	Brillova bolest (Brill-Zinsserova bolest)
Malattia di Chagas	Chagas disease (American trypanosomiasis)	Maladie de Chagas (trypanosomiase américaine)	Enfermedad de Chagas (tripanosomiasis americana)	Chagasova bolest (americka tripanosomijaza)
Malattia di Charcot-Marie-Tooth	Charcot-Marie-Tooth disease	Maladie de Charcot-Marie-Tooth	Enfermedad de Charcot-Marie Tooth	Bolest Charcot-Marie-Tooth
Malattia di Creutzfeldt-Jakob (cosiddetta "malattia della mucca pazza")	Creutzfeldt-Jakob disease (so called "mad cow disease")	Maladie de Creutzfeldt-Jakob	Enfermedad de Creutzfeldt-Jakob	Creutzfeldt-Jakobova bolest (tzv. "kravlje ludilo")
Malattia di Crohn	Crohn's disease	Maladie de Crohn	Enfermedad de Crohn	Crohnova bolest
Malattia di decompressione (sindrome di Caisson)	Decompression sickness (diver's disease, caisson disease)	Maladie de décompression (maladie des plongeurs, maladie des caissons)	Sindrome de decompresión (enfermedad de los buzos, mal de presión)	Dekompresijska bolest (kesonska bolest)
Malattia di Dupuytren	Dupuytren's contracture	Contracture de Dupuytren	Contractura de Dupuytren	Dupuytrenova kontraktura
Malattia di Freiberg	Freiberg's disease	Maladie de Freiberg	Enfermedad de Freiberg	Freibergova bolest
Malattia di Haglund (deformità di Haglund)	Haglund's disease	Maladie de Haglund	Enfermedad de Haglund (deformidad de Haglund)	Haglundova bolest
Malattia di Hirschsprung (malattia di Mya)	Hirschsprung's disease (congenital aganglionic megacolon)	Maladie de Hirschsprung (mégacolôn)	Enfermedad de Hirschsprung (megacolon agangliónico)	Hirschsprungova bolest (kongenitalni aganglionarni megakolon)
Malattia di Huntington	Huntington's chorea (Huntington's disease)	Chorée de Huntington (maladie de Huntington)	Enfermedad de Huntington (corea de Huntington)	Huntingtonova koreja
Malattia di Köhler	Köhler disease	Maladie de Köhler	Enfermedad de Köhler	Köhlerova bolest
Malattia di Legg-Perthes-Calvé	Legg-Calvé-Perthes disease	Maladie de Legg-Calvé-Perthes (ostéochondrite primitive de hanche)	Sindrome de Legg-Calvé-Perthes	Legg-Calvé-Perthesova bolest
Malattia di Lyme (borreliosi di Lyme)	Lyme disease (lyme borreliosis)	Maladie de Lyme	Enfermedad de Lyme (borreliosis de Lyme)	Lajmska bolest (Lajmska borelioza)

Italiano	Inglese	Francese	Spagnolo	Croato
Malattia di Morquio (mucopolisaccaridosi IV)	Morquio's syndrome (mucopolysaccharidosis IV)	Maladie de Morquio (mucopolysaccharidose type IV)	Enfermedad de Morquio (mucopolisacaridosis tipo IV)	Sindrom Morquio (mukopolisaharidoza tip IV)
Malattia di Panner	Panner's disease	Maladie de Panner	Enfermedad de Panner	Pannerova bolest
Malattia di Pellegrini-Stieda	Pellegrini-Stieda disease	Maladie de Pellegrini-Stieda	Enfermedad de Pellegrini-Stieda	Bolest Pellegrini-Stieda
Malattia di Sever	Sever's disease	Maladie de Sever	Enfermedad de Sever	Severova bolest
Malattia di Van Neck	Van Neck disease	Maladie de Van Neck-Odelberg	Enfermedad de Van Neck	Morbus Van Neck
Malattia infiammatoria pelvica	Pelvic inflammatory disease	Maladie pelvienne inflammatoire	Enfermedad pélvica inflamatoria	Upalna bolest zdjelice
Malattia parassitaria (parassitosi)	Parasitic disease (parasitosis)	Maladie parasitique (parasitose)	Enfermedad parasitaria (parasitosis)	Parazitarna bolest (parazitoza)
Malattia professionale	Occupational disease	Maladie professionnelle	Enfermedad profesional	Profesionalno oboljenje
Malattia sessualmente trasmissibile	Sexually transmitted disease	Maladie vénérienne	Enfermedad de transmisión sexual	Spolno prenosiva bolest
Malattie dei vasi sanguigni	Blood vessel diseases	Maladies des vaisseaux sanguins	Enfermedades de los vasos sanguíneos	Bolesti krvnih žila
Malattie dell'aorta	Diseases of the aorta	Maladies de l'aorte	Enfermedades de la aorta	Bolesti aorte
Malattie delle valvole cardiache	Heart valve diseases	Maladies des valves cardiaques	Enfermedades de las válvulas del corazón	Bolesti srčanih zalistaka
Malattie infettive dei bambini	Childhood infectious diseases	Maladies infectieuses des enfants	Enfermedades infantiles contagiosas	Dječje zarazne bolesti
Mancanza dell'appetito	Loss of appetite	Perte d'appétit	Pérdida del apetito	Gubitak apetita
Mancanza di movimento	Movement inability	Incapacité de se mouvoir	Incapacidad de movimiento	Nemogućnost kretanja
Mancata discesa del testicolo	Undescended testicle	Absence de descente des testicules	Descenso incompleto de testiculo	Nespušteni testis
Mancata secrezione di urina	Inability to urinate	Incapacité d'uriner	Incapacidad para orinar	Nemogućnost mokrenja
Mancato sviluppo di un organo (aplasia di un organo)	Absence in development of an organ (aplasia of an organ)	Arrêt du développement d'un organe (aplasie d'un organe)	Desarrollo detenido de un órgano (aplasia de un órgano)	Nerazvijenost organa (aplazija organa)
Mania	Mania	Manie	Mania	Manija
Mastopatia	Mastopathy	Mastopathie	Mastopatia	Mastopatija
Mastopatia fibrocistica	Fibrocystic breast disease	Mastopathie fibrocystique	Mastitis quistica crónica (enfermedad fibroquística)	Fibrocistična bolest dojke
Medulloblastoma	Medulloblastoma	Médulloblastome	Meduloblastoma	Meduloblastom
Megacolon	Megacolon	Mégacolôn	Megacolon	Megakolon
Melanoma	Melanoma	Mélanome	Melanoma	Melanom
Melasma	Melasma (chloasma faciei)	Chleuasme (chloasma)	Melasma (cloasma)	Kloazma (melazma)
Melioidosi	Melioidosis (Whitmore disease)	Mélioïdose	Melioidosis	Melioidoza
Meningioma	Meningioma	Méningiome	Meningioma	Meningeom
Meningocele	Meningocele	Méningocèle	Meningocele	Meningokela
Meningoencefalite amebica primaria	Primary amoebic meningoencephalitis	Méningo-encéphalite amibienne primaire	Meningoencefalitis amebiana primaria	Primarni amebni meningoencefalitis
Meningoencefalocele	Meningoencephalocele	Méningoencphalocèle	Meningoencefalocele	Meningoencefalokela
Meniscopatia	Meniscal disease	Méniscopathie	Meniscopatia	Meniskopatija
Menopausa	Menopause	Ménopause	Menopausia	Menopauza (klimakterij)
Mesotelioma	Mesothelioma	Mésothéliome	Mesotélioma	Mezoteliom
Mesotelioma sarcomatoide	Sarcomatoid mesothelioma	Mésothéliome sarcomatoïde	Mesotélioma sarcomatoide	Mezoteliosarkom

Italiano	Inglese	Francese	Spagnolo	Croato
Mestruazione dolorosa (dismenorrea)	Painful menstruation (dysmenorrhea)	Règle douloureuse (dysménorrhée)	Menstruación dolorosa (dismenorrea)	Bolna menstruacija (dismenoreja)
Metabolismo basale accelerato	Accelerated basal metabolism	Metabolisme de base accéléré	Metabolismo basal acelerado	Ubrzan bazalni metabolizam
Metamorfosi grassa del fegato	Fatty liver metamorphosis	Stéatose hépatique	Metamorfosis grasa del hígado	Masna metarmofoza jetre
Metastasi	Metastasis	Métastase	Metástasis	Metastaza
Metatarsalgia	Metatarsalgia (Morton's neuroma)	Métatarsalgie	Metatarsalgia	Metatarzalgija (Mortonova metatarzalgija)
Meteoropatia	Meteoropathy	Météoropathie	Meteoropatía	Meteoropatija
Mialgia cervicale	Neck myalgia	Myalgie cervicale	Mialgia cervical	Mijalgični sindrom vrata
Miastenia gravis	Myasthenia gravis	Myasthénie grave	Miastenia gravis	Miastenija gravis
Micetoma	Mycetoma	Mycétome	Micetoma	Micetoma
Micosi	Mycosis	Mycose	Micosis	Mikoza
Mieloma multiplo	Plasmacytoma (multiple myeloma)	Plasmocytome (myélome multiple)	Plasmacitoma (mieloma múltiple)	Plazmocitom (multipli mijelom)
Mielomeningocele	Meningomyelocele	Myéloméningocèle	Mielomeningocele	Meningomijelokela
Miliaria rubra	Miliaria rubra (sweat rash)	Miliarie rouge	Miliaria rubra (sarpullido por el calor)	Milijarija rubra
Minzione dolorosa (stranguria)	Painful urination (strangury)	Urination douloureuse (strangurie)	Micción dolorosa (angurria)	Bol pri mokrenju (strangurija)
Mioblastoma	Myoblastoma	Rhabdomyome granocellulaire	Mioblastoma	Mioblastom
Miocardiopatia alcolica	Alcoholic cardiomyopathy	Cardiomyopathie alcoolique	Miocardiopatía alcohólica	Alkoholna kardiomiopatja
Mioclono	Myoclonic twitches (myoclonus)	Myoclonie	Mioclono	Miokloničko trzanje (mioklonus)
Miogelosi	Myogelosis	Myogélose	Miogelosis	Miogeloza
Mioma	Myoma	Myome	Mioma	Miom
Miopia	Shortsightedness (myopia)	Myopie	Miopía	Kratkovidnost
Miosarcoma	Myosarcoma	Myosarcome	Miosarcoma	Miosarkom
Miosite ossificante	Myositis ossificans	Myosite ossifiante	Miositis osificante	Osificirajući miozitis
Miosite ossificante progressiva	Myositis ossificans progressiva	Myosite ossifiante progressive	Miositis osificante progresiva	Progresivno okoštavanje mišića
Miscela di gas (flatulenza)	Passing gas (flatulence, farting)	Pet (flatulence, vesse)	Tener gases (flatulencia)	Puštanje vjetra (flatulencija, plinovi)
Mixedema	Myxedema	Myxoedème	Mixedema	Miksedem
Mixoma	Myxoma	Myxome	Mixoma	Miksom
Mixosarcoma	Myxosarcoma	Myxosarcome	Mixosarcoma	Miksosarkom
Mollusco contagioso	Molluscum contagiosum	Molluscum contagiosum	Molusco contagioso	Molusk
Mollusco pendule (fibroma molle)	Soft fibroma (fibroma molle, acrochordon)	Molluscum pendulum (acrochordon)	Fibroma blando (fibroma molle)	Kožni privjesak (mekani fibrom)
Mononucleosi infettiva (malattia del bacio)	Infectious mononucleosis (Pfeiffer's disease, kissing disease, glandular fever)	Mononucléose infectieuse (maladie du baiser, maladie des amoureux)	Mononucleosis infecciosa (fiebre glandular, enfermedad de Pfeiffer)	Mononukleoza (bolest poljupca)
Morbillo	Measles	Rougeole (1re maladie)	Sarampión	Ospice (morbili)
Morbo di Addison	Addison's disease	Maladie d'Addison	Enfermedad de Addison	Addisonova bolest
Morbo di Alzheimer	Alzheimer's diesase	Maladie d'Alzheimer	Enfermedad de Alzheimer	Alzheimerova bolest
Morbo di Basedow-Graves	Basedow Graves disease	Maladie de Basedow	Enfermedad de Graves Basedow	Basedowljeva bolest
Morbo di Bowen	Bowen's disease (squamous cell carcinoma in situ)	Maladie de Bowen	Enfermedad de Bowen	Bowenova bolest

Italiano	Inglese	Francese	Spagnolo	Croato
Morbo di Buerger	Buerger's disease (thromboangiitis obliterans)	Maladie de Buerger (thromboangéite oblitérante)	Enfermedad de Buerger (tromboangeítis obliterante)	Buergerova bolest
Morbo di Kienböck	Kienböck's disease	Maladie de Kienböck	Enfermedad de Kienböck	Kienböckova bolest
Morbo di Paget	Paget's disease	Maladie de Paget	Enfermedad de Paget	Pagetova bolest
Morbo di Parkinson	Parkinson's disease	Maladie de Parkinson	Enfermedad de Parkinson	Parkinsonova bolest
Morbo di Whipple	Whipple's disease	Maladie de Whipple	Enfermedad de Whipple	Whippleova bolest
Morsicatura	Bite	Morsure	Mordedura	Ugriz
Morsicatura di animale rabbioso	Bite by rabies infected animal	Morsure d'un animal infecté par le virus de la rage	Mordedura de un animal enfermo de rabia	Ugriz bijesne životinje
Morsicatura di cane	Dog bite	Morsure de chien	Mordedura de perro	Ugriz psa
Morsicatura di gatto	Cat bite	Morsure de chat	Mordedura de gato	Ugriz mačke
Morsicatura di ragno	Spider bite	Piqûre d'araignée	Picadura de araña	Ugriz pauka
Morsicatura di ratto	Rat bite	Morsure de rat	Mordedura de rata	Ugriz štakora
Morsicatura di serpenti	Snake bite	Morsure de vipère	Mordedura de vibora	Ugriz zmije
Morsicatura di uomo	Human bite	Morsure humaine	Mordedura humana	Ugriz čovjeka (ljudski ugriz)
Morsicatura di zecca infetta	Infected tick bite	Piqûre de tique infectée	Picadura de garrapata infectada	Ugriz zaraženog krpelja
Morso della vedova nera	Black widow bite	Morsure de veuve noire	Mordedura de viuda negra	Ugriz crne udovice
Morte	Death	Mort	Muerte	Smrt
Morte naturale	Natural death	Mort naturelle	Muerte natural	Prirodna smrt
Morte violenta	Violent death	Mort violente	Muerte violenta	Nasilna smrt
Morva umana	Glanders	Morve	Muermo	Sakagija
Movimenti incontrollati degli occhi (opsoclono)	Uncontrolled eye movement (opsoclonus)	Mouvements involontaires anarchiques des globes oculaires (opsoclonus)	Movimientos involuntarios y rápidos de los ojos (opsoclonus)	Nekontrolirani pokreti očiju (opsoklonus)
Movimento anormale	Abnormal flexibility	Flexibilité anormale	Flexibilidad anormal	Abnormalna gibljivost
MSSA (MRSA)	MRSA	SARM	SARM	MRSA
Muco nasale	Nasal secretion (mucus)	Mucus nasal	Moco (mucus) nasal	Sekrecija iz nosa
Muco nelle feci	Mucus in stool	Mucus dans les selles	Moco en las heces	Sluzava stolica
Mucocele	Mucocele	Mucocèle	Mucocele	Mukocela
Mucopolisaccaridosi	Mucopolysacchari-dosis	Mucopolysaccharidose	Mucopolisacaridosis	Mukopolisaharidoza
Mughetto (moniliasi orale)	Thrush (oral candidiasis)	Candidose orale	Candidiasis oral (muguet oral)	Sor (oralna kandidijaza)
Muscolo flaccido	Flaccid muscle (untoned muscle)	Muscle flasque (hypotonie musculaire)	Músculo flácido	Mlohavi mišić
Nanismo	Dwarfism (nanism)	Nanisme	Enanismo	Patuljasti rast (nanizam)
Narcolessia	Narcolepsy	Narcolepsie (maladie de Gélineau)	Narcolepsia (síndrome de Gelineau, epilepsia del sueño)	Narkolepsija
Naso che cola (rinorrea)	Runny nose (rinorrhea)	Écoulement par le nez (rhinorrhée)	Goteo nasal (rinorrea)	Curenje iz nosa (rinoreja)
Nausea	Nausea	Nausée	Náusea	Mučnina
Necrosi	Necrosis	Nécrose	Necrosis	Nekroza
Necrosi fibrinoide	Fibrinoid necrosis	Nécrose fibrinoïde	Necrosis fibrinoide	Fibrinoidna nekroza
Nefrite interstiziale	Interstitial nephritis	Néphrite interstitielle	Nefritis intersticial	Intersticijska upala bubrega
Nefropatia diabetica	Diabetic nephropathy	Néphropathie diabétique	Nefropatía diabética	Dijabetična nefropatija
Nefrosi	Nephrosis	Néphrose	Nefrosis	Nefroza

Italiano	Inglese	Francese	Spagnolo	Croato
Neoplasie del tratto urogenitale	Urogenital neoplasm	Tumeur du système uro-génital	Tumor urogenital	Urogenitalni tumor
Neurinoma (Schwannoma)	Neurinoma	Neurinome	Neurinoma	Neurinom
Neuroblastoma	Neuroblastoma	Neuroblastome	Neuroblastoma	Neuroblastom
Neuroborreliosi	Neuroborreliosis	Neuroborréliose	Neuroborreliosis	Neuroborelioza
Neurodermite (dermatite atopica)	Atopic dermatitis	Dermatite atopique	Dermatitis atópica	Atopijski dermatitis
Neurofibromatosi di tipo 1 (malattia di von Recklinghausen)	Neurofibromatosis type1 (Von Recklinghausen's disease)	Neurofibromatose de type 1 (maladie de Von Recklinghausen)	Neurofibromatosis de tipo 1 (enfermedad de Von Recklinghausen)	Von Recklinghausenova bolest
Neuroma	Neuroma	Neurome	Neuroma	Neurom
Neuroma dell'acustico	Acoustic neuroma	Neurome acoustique	Neuroma acústico	Neurom slušnog živca
Neuropatia	Neuropathy	Neuropathie	Neuropatia	Neuropatija
Neuropatia diabetica	Diabetic neuropathy	Neuropathie diabétique	Neuropatia diabética	Dijabetična neuropatija
Nevralgia	Neuralgia	Névralgie	Neuralgia	Neuralgija
Nevralgia del nervo cranico	Cranial neuralgia	Névralgie des nerfs crâniens	Neuralgia craneal	Neuralgija moždanih živaca
Nevralgia del trigemino	Trigeminal neuralgia	Névralgie du trijumeau (névralgie trigéminale)	Neuralgia del trigémino	Neuralgija trigeminusa
Nevralgia occipitale (nevralgia di Arnold)	Occipital neuralgia (Arnold's neuralgia)	Névralgie occipitale	Síndrome occipital (neuralgia occipital)	Okcipitalna neuralgija
Nevrastenia	Neurasthenia	Neurasthénie	Neurastenia	Neurastenija
Nevrosi	Neurosis	Névrose (neurose)	Neurosis	Neuroza
Nistagmo	Nystagmus	Nystagmus	Nistagmo	Nistagmus
Nodo (nodulo)	Knot (lump)	Nodule	Nudo	Kvržica
Noduli di Bouchard	Bouchard's nodes	Nodules de Bouchard	Nudosidades de Bouchard	Bouchardovi čvorići
Noduli di Heberden	Heberden's nodes	Nodules d'Heberden	Nódulos de Heberden	Heberdenovi čvorići
Nodulo di Suor Maria Giuseppa	Sister Mary Joseph nodule	Nodule de Soeur Marie Joseph (métastase cutanée ombilicale)	Nódulo de la hermana María José	Čvor sestre Mary Joseph (umbilikalna metastaza)
Obesità	Obesity	Obésité	Obesidad	Debljina (gojaznost)
Occhi lacrimosi	Watery eyes	Yeux larmoyants	Ojos llorosos	Suzenje očiju
Occhi secchi (xeroftalmia)	Dry eyes (keratoconju-ctivitis sicca)	Oeil sec (kérato-conjonctivite sèche)	Sequedad de los ojos (xeroftalmia)	Suhe oči (kseroftalmija)
Occlusione arteria retinica	Retinal artery occlusion	Occlusion de l'artère de la rétine	Oclusión de la arteria de la retina	Blokada mrežnične arterije
Odore sgradevole dell'alito (alitosi, bromopnea)	Bad breath (halitosis)	Mauvaise heleine (halitose)	Mal aliento (halitosis)	Zadah iz usta (halitoza)
Oligodendroglioma	Oligodendroglioma	Oligodendrocytome	Oligodendroglioma	Oligodendrogliom
Oligomenorrea	Oligomenorrhea	Oligoménorrhée	Oligomenorrea	Oligomenoreja
Oncocercosi (cecità fluviale)	Onchocerciasis (river blindness)	Onchocercose (cécité des rivières)	Oncocercosis	Onkocerkijaza (riječno sljepilo)
Orticaria	Hives (urticaria)	Urticaire	Urticaria	Koprivnjača (urtikarija)
Osteitis fibrosa cistica	Osteitis fibrosa cystica	Ostéite fibrokystique	Ostéitis fibrosa quistica	Fibrozna cistična upala kosti
Osteoartropatia ipertrofizzante (sindrome di Pierre Marie-Bamberger)	Hyperthropic osteoarthropaty (Pierre Marie-Bamberger syndrome)	Ostéo-arthropathie hypertrophiante de Pierre Marie (syndrome de Marie-Bamberger)	Osteoartropatia hipertrófica (enfermedad de Bamberger-Marie)	Osteoartropatija hipertrofika Pierre Marie
Osteoclastoma (tumore a cellule giganti)	Gigantocellular tumor (osteoclastoma)	Tumeur à cellules géantes	Tumor de células gigantes (osteoclastoma)	Gigantocelularni tumor (osteoklastom)
Osteocondrite dissecante	Juvenile osteochondrosis	Ostéochondrose juvénile	Osteocondrosis juvenil	Juvenilna osteohondroza
Osteocondroma	Osteochondroma	Ostéochondrome	Osteocondroma	Osteohondrom

Italiano	Inglese	Francese	Spagnolo	Croato
Osteogenesi	Osteogenesis	Ostéogenèse	Osteogénesis	Osteogeneza
imperfetta	imperfecta (brittle bone disease)	imparfaite	imperfecta (huesos de cristal)	imperfekta (staklaste kosti)
Osteoma	Osteoma	Ostéome	Osteoma	Osteom
Osteomalacia	Osteomalacia	Ostéomalacie	Osteomalacia	Osteomalacija
Osteomielite fungale	Fungal osteomyelitis	Ostéomyélite fongique	Osteomielitis micótica	Gljivični osteomijelitis
Osteomielite luetica	Luetic osteomyelitis	Ostéomyélite syphilitique	Osteomielitis luética	Luetični osteomijelitis
Osteopetrosi (malattia delle ossa di marmo)	Osteopetrosis (marble bone disease)	Ostéopétrose (os de marbre)	Osteopetrosis (enfermedad de los huesos de marmol)	Osteopetroza (zadebljane kosti, bolest mramornih kostiju)
Osteoporosi	Osteoporosis	Ostéoporose	Osteoporosis	Osteoporoza
Osteosarcoma	Osteosarcoma	Ostéosarcome	Osteosarcoma	Osteosarkom
Osteosclerosi	Osteosclerosis	Ostéosclérose	Osteosclerosis	Osteoskleroza
Ottusità alle estremità	Dullness in limbs	Membres sourds	Torpeza en las extremidades	Tupost u udovima
Overdose di droga	Drug overdose	Surdose de drogue	Sobredosis por droga	Predoziranje drogom
Overdose di farmaci	Medication overdose	Surdose du médicament	Sobredosis de medicamentos	Predoziranje lijekom
Pallore	Paleness (pallor)	Pâleur	Palidez	Bljedilo
Palmi delle mani caldi e sudati	Warm sweaty palms	Paumes des mains chaudes et humides	Palmas de las manos calientes y mojadas	Topli i vlažni dlanovi
Pancraes aberrante	Aberrant pancreas	Pancréas aberrant	Pancreas aberrante	Aberantni pankreas
Papilledema (edema del nervo ottico)	Optic nerve edema	Oedème du nerf optique	Edema del nervio óptico	Otok očnog živca (zastojna papila)
Papilloma	Papilloma	Papillome	Papiloma	Papilom
Paracoccidioidimicosi (blastomicosi sudamericana)	Paracoccidioidomycosis (Brazilian blastomycosis)	Paracoccidioidose brésilienne	Paracoccidioidomicosis	Parakokcidioidomikoza (brazilska blastomikoza)
Parafimosi	Paraphimosis	Paraphimosis	Parafimosis	Parafimoza
Paragonimiasi	Paragonimiasis	Paragonimiase humaine	Paragonimosis (paragonimiasis)	Paragonimijaza
Paralisi	Paralysis	Paralysie	Parálisis	Paraliza (oduzetost, kljenut)
Paralisi cerebrale infantile	Cerebral palsy	Infirmité motorice cérébrale	Parálisis cerebral	Cerebralna paraliza
Paralisi dei arti superiori e inferiori (quadriplegia)	Paralysis of all limbs and torso	Paralysie des quatre membres (tétraplégie)	Parálisis en brazos y piernas (tetraplejía, cuadriplejia)	Oduzetost gornjih i donjih ekstremiteta i torza (kvadriplegija, tetraplegija)
Paralisi di Bell	Bell's palsy	Paralysie de Bell	Parálisis de Bell	Bellova paraliza
Paralisi di parte inferiore del corpo (paraplegia)	Paralysis of lower extremities (paraplegia)	Paralysie des membres inférieurs (paraplégie)	Parálisis de la parte inferior del cuerpo (paraplejía)	Oduzetost donjih ekstremiteta (paraplegija)
Paralisi di una metà del corpo (emiplegia)	Paralysis of one half of a body (hemiplegia)	Paralysie de la moitié du corps (hémiplégie)	Parálisis de una mitad late-ral de cuerpo (hemiplejia)	Oduzetost jedne polovine tijela (hemiplegija)
Paralisi di una parte di corpo simmetrica (diplegia)	Paralysis of symmetrical parts of the body (diplegia)	Paralysie des régions symétriques du corps (diplégie)	Parálisis de partes simétricas del cuerpo (diplejía)	Oduzetost simetričnih dijelova tijela (diplegija)
Paranoia	Paranoia	Paranoïa	Paranoia	Paranoja
Paresi	Paresis	Parésie	Paresis	Pareza
Parestesie delle estremità	Numbness in limbs	Engourdissements dans les membres (paresthésie)	Adormecimiento de las extremidades	Utrnulost udova
Parodontite	Periodontitis	Parodontite	Periodontitis (piorrea)	Parodontoza
Paronichia	Paronychia	Paronychie	Paroniquia	Paronihija
Parotite (orecchioni)	Mumps (epidemic parotitis)	Oreillons (parotidite virale)	Paperas (parotiditis)	Zaušnjaci (mumps, parotitis)
Patereccio	Whitlow (felon)	Panaris	Panadizo	Panaricij
Pemfigo	Pemphigus	Pemphigus	Pénfigo	Pemfigus

Italiano	Inglese	Francese	Spagnolo	Croato
Perdita dell'udito dovuta all'avanzamento dell'età (presbiacusia)	Age-related hearing loss (presbycusis)	Perte de l'audition liée à l'age (presbyacousie)	Trastorno de la capacidad para oír de las personas envejecen (presbiacusia)	Staračka nagluhost (prezbiakuzija)
Perdita dello strato superiore della pelle (desquamazione)	Shedding of the skin (desquamation)	Desquamation	Desquamación	Ljuštenje kože (deskvamacija)
Perdita di abilità di produzione del linguaggio verbale (afasia)	Loss of language ability (aphasia)	Perte d'habileté d'expression du langage (mutisme, aphasie)	Pérdida de capacidad de producir lenguaje (afasia)	Gubitak sposobnosti govora (afazija)
Perdita di liquido cerebrospinale dal naso (rinoliquorrea)	Leakage of cerebrospinal fluid through the nose	Écoulement de liquide cérébrospinal par le nez (rhinoliquorrhée)	Salida de líquido cerebroespinal por la nariz (rinoliquorrea)	Curenje likvora na nos (cerebrospinalna rinoreja)
Perdita di liquido cerebrospinale dall'orechio (otoliquorrea)	Leakage of cerebrospinal fluid through the ear	Écoulement de liquide cérébrospinal par l'oreille (otoliquorrhée)	Salida de líquido cerebroespinal por el oido (otoliquorrea)	Curenje likvora na uho (cerebrospinalna otoreja)
Perdita di memoria	Memory loss	Perte de mémoire	Pérdida de la memoria	Gubitak pamćenja
Perdita di metà di campo visivo (emianopsia)	Loss of half of a field of vision (hemianopsia)	Perte de la vue dans une moitié du champ visuel (hémianopsie)	Pérdida de la mitad del campo visual (hemianopsia)	Gubitak polovice vidnog polja (hemianopsija)
Perdita di polso	Absence of pulse	Absence de pouls	Pérdida de pulso	Gubitak pulsa
Perdita di sangue al di fuori della mestruazione (metrorragia)	Uterine bleeding (metrorrhagia)	Saignement de l'utérus (métrorragie)	Pérdida de sangre uterina (metrorragia)	Krvarenje iz maternice (metroragija)
Perdita di sangue dall'ano (rettoragia, proctorragia)	Anal bleeding	Saignement anal (rectorragie)	Pérdida de sangre a través del ano (rectorragia)	Krvarenje iz analnog otvora
Perdita di senso di tocco	Loss of the sense of touch	Perte du sens du toucher	Pérdida del sentido del tacto	Gubitak osjeta dodoira
Perdita di udito	Hearing loss	Perte d'ouïe	Pérdida de la capacidad auditiva	Gubitak sluha
Perforazione del timpano	Perforated eardrum (tympanorrhexis)	Perforation du tympan	Perforación del timpano	Puknuće bubnjića (perforacija bubnjića, timpanoreksija)
Periostite tibiale (sindrome del muscolo tibiale posteriore)	Tibialis posterior syndrome	Syndrome tibial postérieur	Sindrome del tibial posterior	Sindrom stražnjeg tibijalnog mišića
Peritendite rotulea (ginocchio del saltatore)	Irritated knee (jumper's knee, patellar tendinopathy)	Genou du sauteur (tendinite rotulienne)	Rodilla de saltador (tendinopatia rotuliana)	Podraženo koljeno (skakačko koljeno)
Perniosi	Chilblain (perniosis)	Engelure	Sabañón	Smrzotina
Pertosse	Whooping cough (pertussis)	Coqueluche	Tos ferina (coqueluche)	Hripavac (pasji kašalj, pertussis)
Peste (pestilenza)	Plague (pest)	Peste	Peste	Kuga
Petecchia	Petechia	Pétéchie	Petequia	Petehije
Petto carenato	Pigeon chest (pectus carinatum)	Pectus carinatum	Pectus carinatum	Kokošja prsa
Piaga da decubito (decubito)	Bedsore (decubitus ulcer)	Escarre (plaie de lit, ulcère de décubitus)	Úlcera de decúbito	Dekubitus
Piede calcaneo	Pes calcaneus	Pied calcanéus	Pie calcáneo	Petno stopalo
Piede cavo (pes cavus)	High arches (pes cavus)	Pied creux	Pie cavo (pes cavus)	Izdubljeno stopalo (pes excavatus)
Piede d'atleta (tinea pedis)	Athlete's foot (tinea pedis)	Pied d'athlète (tinea pedis)	Tiña del pie (pie de atleta, tinea pedis)	Atletsko stopalo (gljivična infekcija stopala, tinea pedis)
Piede equino	Dancer's foot (pes equinus)	Pied equin	Pie equino	Balerinsko stopalo (pes equinus)

Italiano	Inglese	Francese	Spagnolo	Croato
Piede equino (talipes equinovarus)	Club foot (talipes equinovarus)	Pied-bot (pied-bot équin)	Pie equinovaro (talipes equinovarus, pie bot, pie retorcido)	Čopavo stopalo (uvrnuto stopalo, pes equinovarus)
Piede piatto (pes planus)	Flat foot (pes planus)	Pied plat (pes planus)	Pie plano (pes planus, arcos vencidos)	Spušteno stopalo (pes planus)
Piede piatto valgo (pes valgus)	Pes valgus	Pied valgus	Pie valgo	Izvrnuto stopalo (pes valgus)
Pielonefrite	Pyelonephritis (kidney infection)	Pyélonéphrite (infection bactérienne des voies urinaires hautes)	Pielonefritis (infección urinaria alta)	Pijelonefritis (infekcija bubrega)
Pilorospasmo	Pylorospasm	Spasme du pylore	Pilorospasmo	Pilorospazam
Pinta	Pinta	Pinta	Pinta	Pinta
Pionefrosi	Pyonephrosis	Pyonéphrose (pus dans le rein)	Pionefrosis	Pionefroza
Pipita	Agnail (hangnail)	Envie de l'ongle	Padrastro	Zanoktica
Piromania	Pyromania	Pyromanie	Piromania	Piromanija
Pitiriasi versicolor (tinea versicolor)	Tinea versicolor (pityriasis versicolor, haole rot)	Pityriasis versicolor	Tiña versicolor (pitiriasis versicolor)	Pitirijaza (svjetlije mrlje na osunčanoj koži, Tinea versicolor)
Placca (tartaro)	Dental plaque (dental tartar)	Plaque dentaire	Placa dental	Zubni kamenac
Pneumoconiosi	Pneumoconiosis	Pneumoconiose	Neumoconiosis	Pneumokonioza
Pneumopatia interstiziale	Interstitial lung disease	Maladie pulmonaire interstitielle	Enfermedad pulmonar intersticial	Intersticijska bolest pluća
Pneumotorace	Pneumothorax	Pneumothorax	Neumotórax	Pneumotoraks
Policitemia	Polycythemia	Polycythémie	Policitemia	Policitemija
Polidattilia	Polydactyly	Polydactylie	Polidactilia	Polidaktilija
Polimialgia reumatica	Polymyalgia rheumatica	Polymyalgia rheumatica	Polimialgia reumática	Reumatska polimialgija
Polimiosite	Polymyositis	Polymyosite	Polimiositis	Polimiozitis
Poliomielite (polio, paralisi infantile)	Poliomyelitis (polio, infantile paralysis)	Poliomyélite (polio, paralysie spinale infantile)	Poliomielitis (parálisis infantil)	Dječja paraliza (polio, poliomijelitis)
Polipo	Polyp	Polype	Pólipo	Polip
Polipo cervicale	Cervical polyp	Polype au col de l'utérus	Pólipo cervical	Polip na grliću maternice
Polipo del colon	Colon polyp	Polype du côlon	Pólipo de colon	Polip na debelom crijevu
Polipo della corda vocale	Vocal chords polyp	Polype des cordes vocales	Pólipo de las cuerdas vocales	Polip na glasnicama
Polipo endometriale	Endometrial polyp (uterine polyp)	Polype utérin	Pólipo endometrial	Polip maternice
Polipo nasale	Nasal polyp	Polype nasal	Pólipo nasal	Polip u nosu (nosni polip)
Polmonite atipica	Atypical pneumonia	Pneumonie atypique	Neumonía atípica	Atipična upala pluća
Polmonite batterica	Bacterial pneumonia	Pneumonie bactérienne	Neumonía bacteriana	Bakterijska upala pluća
Polmonite da Pneumocisti	Pneumocystis pneumonia (pneumocystosis)	Pneumocystose	Neumonía por Pneumocystis	Pneumocistična upala pluća
Polmonite virale	Viral pneumonia	Pneumonie virale	Neumonía viral	Virusna upala pluća
Polso accelerato	Accelerated pulse rate	Fréquence du pouls accélérée	Pulso acelerado	Ubrzani puls
Porfiria	Porphyria	Porphyrie	Porfiria	Porfirija
Porpora	Purpura	Purpura	Púrpura	Purpura
Porpora trombotica trombocitopenica	Thrombotic thrombocytopenic purpura	Purpura thrombotique thrombocytopénique	Púrpura trombocitopénica trombótica	Trombotska trombocitopenična purpura
Prematuro sviluppo sessuale del sesso opposto	Premature sexual development of the opposite sex	Développement sexuel prématuré du sexe opposé	Desarrollo sexual prematuro del sexo opuesto	Prerano spolno fizičko sazrijevanje suprotnog spola
Prematuro sviluppo sessuale dello stesso sesso	Premature sexual development of the same sex	Développement sexuel prématuré du même sexe	Desarrollo sexual prematuro del mismo sexo	Prerano splono fizičko sazrijevanje istog spola

Italiano	Inglese	Francese	Spagnolo	Croato
Presbiopia (presbitismo)	Age-related long-sightedness (presbyopia)	Mauvaise vision de près liée à l'âge (presbytie)	Vista cansada por la edad (presbiopía)	Staračka dalekovidnost (prezbiopija)
Presenza di emoglobina nelle urine (emoglobinuria)	Hemoglobin in urine (hemoglobinuria)	Hémoglobine dans l'urine (hémoglobinurie)	Hemoglobina en orina (hemoglobinuria)	Hemoglobin u urinu (hemoglobinurija)
Presenza di pus nelle urine (piuria)	Pus in urine (pyuria)	Présence de pus dans l'urine (pyurie)	Presencia de pus en la orina (piuria)	Gnoj u urinu (piurija)
Presenza di pus nello sputo	Pus in sputum	Crachat purulent	Esputo que contiene pus	Gnojni ispljuvak
Primo flusso mestruale (menarca)	First menstrual cycle (menarche)	Première période de menstruations (ménarche)	Primera menstruación (menarquia)	Prva mjesečnica (menarha)
Proctite	Proctitis	Proctite	Proctitis	Proktitis
Produzione di pochi spermatozoi (oligospermia)	Low semen volume (oligospermia)	Présence de spermatozoïdes en quantité faible (oligospermie)	Bajo volumen de semen (oligospermia)	Manjak sperme (oligospermija)
Produzione di saliva eccessiva (ipersalivazione)	Excessive secretion of saliva (hypersalivation)	Sécrétion de la salive excessive	Excesiva producción de saliva (hipersalivación)	Pojačano lučenje sline (hipersalivacija)
Prolasso del retto	Rectal prolapse	Prolapsus rectal	Prolapso rectal	Prolaps rektuma
Prolasso uterino	Uterine prolapse (fallen womb)	Prolapsus de l'utérus	Prolapso del útero	Prolaps maternice (spuštena maternica)
Proteinosi alveolare polmonare	Pulmonary alveolar proteinosis	Protéinose alvéolaire pulmonaire	Proteinosis alveolar pulmonar	Alveolarna proteinoza pluća
Proteinuria	Proteinuria (presence of proteins in urine)	Protéinurie (excès de protéines dans l'urine)	Proteinuria	Bjelančevine u urinu (proteinurija)
Prurito (pizzicore)	Itching	Prurit	Prurito (picazón, comezón, rasquiña)	Svrbež
Psiconevrosi (nevrosi)	Psychoneurosis	Psychonévrose	Psiconeurosis	Psihoneuroza
Psicopatia	Psychopathy	Psychopathie	Psicopatía	Psihopatija
Psicosi	Psychosis	Psychose	Psicosis	Psihoza
Psicosi maniaco-depressiva	Bipolar disorder (manic-depressive psychosis)	Trouble bipolaire (psychose maniaco-dépressive)	Trastorno bipolar (psicosis maníaco-depresiva)	Bipolarni poremećaj (manično-depresivna psihoza)
Psittacosi (psittacornitosi)	Psittacosis (parrot fever)	Psittacose	Psitacosis (fiebre del loro)	Psitakoza
Psoriasi	Psoriasis	Psoriasis	Psoriasis	Psorijaza
Pubalgia dello sportivo	Groin pain syndrome	Pubalgie du sportif	Síndrome de dolor inguinal	Sindrom bolnih prepona
Pubertà precoce (pubertà prematura)	Precocious puberty (premature puberty)	Puberté précoce	Pubertad precoz	Preuranjeni pubertet
Pubertà tardiva	Delayed puberty	Puberté tardive	Retraso de la pubertad	Zakašnjeli pubertet
Puntura di formiche	Ant sting	Piqûre de fourmi	Picadura de hormiga	Ugriz mrava
Puntura di scorpione	Scorpion sting	Piqûre de scorpion	Picadura de escorpión	Ugriz škorpiona
Puntura di zanzara infetta	Infected mosquito bite	Piqûre de moustique infecté	Picadura de mosquito infectado	Ugriz zaraženog komarca
Pupille costrette	Small pupils	Pupilles diminuées	Pupilas pequeñas	Sužene zjenice
Pupille dilatate	Enlarged pupils	Pupilles dilatées	Pupilas dilatadas	Proširene zjenice
Pus	Pus	Pus	Pus	Gnoj
Pustola	Pustule	Pustule	Pústula	Gnojni mjehurić
R.S.I. (Repetitive Strain Injury)	Repetitive strain injury (cumulative trauma disorder)	Lésion due à un surmenage répétitif	Síndrome de sobreuso	Sindrom prenaprezanja
Rabbia	Rabies	Rage	Rabia	Bjesnoća (rabies)
Rabdomioma	Rhabdomyoma	Rhabdomyome	Rabdomioma	Rabdomiom
Rabdomiosarcoma	Rhabdomyosarcoma	Rhabdomyosarcome	Rabdomiosarcoma	Rabdomiosarkom
Rachitismo	Rickets (rachitis)	Rachitisme	Raquitismo	Rahitis
Rachitismo renale	Renal rickets	Rachitisme rénal	Raquitismo renal	Bubrežni rahitis
Raucedine	Hoarseness	Enrouement	Ronquera	Promuklost

Italiano	Inglese	Francese	Spagnolo	Croato
Rene a ferro di cavallo (fusione renale)	Horseshoe kidney (renal fusion)	Rein en fer à cheval	Riñón de herradura (fusión en los riñones)	Potkovičasti bubreg
Rene policistico	Polycystic kidney disease	Rein polykystique	Enfermedad poliquística renal	Policistični bubreg
Respirazione difficoltosa	Breathing difficulty	Difficulté de respiration	Dificultad de respiración	Otežano disanje
Respirazione superficiale	Shallow breathing	Respiration superficielle	Respiración superficial	Površinsko plitko disanje
Respiro di Biot	Biot's respiration	Respiration de Biot	Respiración de Biot	Biotovo disanje
Respiro di Cheyne-Stokes	Periodic breathing (Cheyne-Stokes respiration)	Respiration Cheynes-Stokes	Respiración periódica (respiración de Cheynes-Stokes)	Periodično disanje (Cheyne-Stokesovo disanje)
Respiro di Kussmaul	Kussmaul breathing	Respiration de type Kussmaul	Respiración de Kussmaul	Kussmaulovo disanje
Reticoloendotelioma (reticolosarcoma)	Reticuloendothelial sarcoma	Sarcome réticuloendothélial	Reticulosarcoma (sarcoma reticuloendotelial)	Retikuloendotelijalni sarkom
Retinite pigmentosa	Retinitis pigmentosa (retinal pigment epithelium dystrophy)	Rétinite pigmentaire	Retinitis pigmentosa	Pigmentna distrofija mrežnice
Retinopatia del prematuro	Retinopathy of prematurity (retrolental fibroplasia)	Rétinopathie du prématuré	Retinopatia de la prematuridad	Retrolentalna fibroplazija
Retinopatia diabetica	Diabetic retinopathy	Rétinopathie diabétique	Retinopatia diabética	Dijabetična retinopatija
Retroflessione uterina	Retroverted uterus	Utérus rétroversé	Retroversión del útero	Retrovertirani uterus
Rettocolite ulcerosa	Ulcerative colitis	Colite ulcéreuse	Colitis ulcerosa	Ulcerozni kolitis
Reumatismo extra-articolare	Extrajoint rheumatism	Rhumatisme extraarticulaire	Reumatismo extraarticular	Izvanzglobni reumatizam
Rickettsiosi	Rickettsiosis	Rickettsiose	Rickettsiosis	Rikecioza
Ridotta mobilità articolare	Limited joint mobility	Mobilité atriculaire limitée	Rango de movimiento articular limitado	Ograničena pokretljivost zgloba
Riduzione della forza muscolare (astenia)	Loss of strenght (asthenia)	Affaiblissement de l'organisme (asthénie)	Pérdida de fuerza muscular (astenia)	Gubitak mišićne snage (astenija)
Riduzione della frequenza cardiaca (bradicardia)	Slow pulse rate (bradycardia)	Rythme cardiaque bas (bradycardie)	Descenso de la frecuencia cardiaca (bradicardia)	Usporen puls (bradikardija)
Riduzione della frequenza respiratoria (bradipnea)	Slow breathing rate (bradypnea)	Respiration ralentie (bradypnée)	Descenso de la frecuencia respiratoria (bradipnea)	Usporeno disanje (bradipneja)
Rigidità	Stiffness	Raideur	Agarrotamiento	Ukočenost
Rigidità dell'articolazione	Joint stiffness	Raideur articulaire	Rigidez de las articulaciones	Zakočenost zgloba
Rigidità nucale	Nuchal rigidity (stiff neck)	Raideur de nuque (raideur méningée)	Rigidez de nuca (cuello rígido)	Kočenje šije (ukočeni vrat)
Rinite	Rhinitis	Rhinite	Rinitis	Rinitis
Rinite allergica	Allergic rhinitis	Rhinite allergique	Rinitis alérgica	Alergijski rinitis
Rinite vasomotoria	Vasomotor rhinitis	Rhinite vasomotrice	Rinitis vasomotora	Vazomotorni rinitis
Ripugnanza al cibo	Food aversion	Aversion pour la nourriture	Aversión por la comida	Gađenje prema hrani
Risalita di alimenti dallo stomaco alla bocca (rigurgito)	Expulsion of undigested food from the mouth (regurgitation)	Retour à la bouche du contenu de l'estomac (régurgitation)	Regreso del contenido alimentario a través del esófago (regurgitación)	Vraćanje hrane iz želuca u usta (regurgitacija)
Ritardo mentale	Mental retardation	Retard mental (handicap mental)	Retraso mental	Mentalna retardacija
Ritenzione urinaria	Urinary retention (ischuria)	Rétention d'urine	Retención de orina	Zastoj urina (urinarna retencija)

Italiano	Inglese	Francese	Spagnolo	Croato
Rizartrosi (artrosi dell'articolazione alla base del police)	Thumb joint arthritis	Rhizarthrose	Rizartrosis	Rizartroza
Ronzio auricolare (acufene, tinnito)	Ringing in ears (tinnitus)	Acouphène	Pitidos en el oído (acúfeno, tinnitus)	Zujanje u ušima (tinitus)
Rosacea	Rosacea	Rosacée (couperose)	Rosácea	Rozacea
Rosolia	German measles (rubella)	Rubéole	Rubéola	Rubeola (crljenac)
Rottura	Rupture	Rupture	Ruptura (rotura)	Prsnuće (puknuće, razdor, ruptura)
Rottura del legamento	Ligament rupture (torn ligament)	Rupture ligamentaire	Ruptura de ligamento	Puknuće ligamenta
Rottura del legamento crociato anteriore del ginocchio	Anterior cruciate ligament rupture (ACL rupture)	Rupture du ligament croisé antéro-externe (rupture du LCA)	Ruptura de ligamento cruzado anterior	Razdor prednje ukrižene sveze koljenskog zgloba
Rottura del menisco	Meniscus rupture (meniscus tear)	Rupture du ménisque	Ruptura de menisco	Razdor meniskusa
Rottura del tendine	Tendon rupture (torn tendon)	Rupture du tendon	Ruptura del tendón	Puknuće tetive
Rottura del tendine di Achille	Achilles tendon rupture	Rupture du tendon d'Achille	Ruptura del tendón de Aquiles	Puknuće Ahilove tetive
Rottura della cuffia dei rotatori	Rotator cuff rupture (rotator cuff tear)	Rupture de la coiffe des rotateurs	Ruptura del manguito rotador	Razdor rotatorne manžete ramenog zgloba
Rottura della milza	Ruptured spleen	Rupture de la rate	Ruptura del bazo	Ruptura slezene
Rottura della vescica urinaria	Rupture of urinary bladder	Rupture de la vessie	Ruptura de la vejiga urinaria	Rascjep mokraćnog mjehura
Rottura di aneurisma	Aneurysm rupture	Rupture d'anévrisme	Ruptura del aneurisma	Prsnuće aneurizme
Rottura muscolare	Muscle rupture	Rupture musculaire	Ruptura muscular	Rastrgnuće mišića (ruptura mišića)
Ruga	Wrinkle	Ride	Arruga	Bora
Rumore durante la respirazione (stridore)	Breathing sound due to blockage in the airway (stridor)	Bruit anormal émis lors de la respiration (stridor)	Estridor	Glasno otežano disanje (stridor)
Sacco dell'ernia	Hernia sack	Sac herniaire	Saco de hernia (saco herniario)	Kilna vreća
Salmonellosi	Salmonellosis	Salmonellose	Salmonelosis	Salmeloza
Sangue al liquido cerebrospinale	Blood in cerebrospinal fluid	Sang dans le liquide cérébro-spinal	Sangre en el líquido cefalorraquídeo	Krv u likvoru
Sangue nelle feci (ematochezia)	Blood in stool (hematochezia)	Sang dans les selles (hématochézie)	Sangre en las heces (hematochezia)	Krv u stolici (hematohezija)
Sangue nello sputo (emottisi)	Blood in sputum (hemoptysis)	Sang dans l'expectoration (hémoptysie)	Sangre en el esputo (hemoptisis)	Krvavi iskašljaj (hemoptiza)
Sarcoidosi	Sarcoidosis (sarcoid, Besnier-Boeck disease)	Sarcoïdose (maladie de Besnier-Boeck-Schaumann)	Sarcoidosis (enfermedad de Besnier-Boeck)	Sarkoidoza
Sarcoma	Sarcoma	Sarcome	Sarcoma	Sarkom
Sarcoma botrioide	Botryoid sarcoma	Sarcome botryoïde	Sarcoma botrioide	Botrioidni sarkom
Sarcoma di Ewing	Ewing's sarcoma	Sarcome d'Ewing	Sarcoma de Ewing	Ewing sarkom (endoteliosarkom)
Sarcoma di Kaposi	Kaposi's sarcoma	Sarcome de Kaposi	Sarcoma de Kaposi	Kaposijev sarkom (endoteliosarkom)
Sarcoma sinoviale	Synovial sarcoma	Sarcome synovial	Sarcoma sinovial	Sinovijalni sarkom
Sarcopenia	Sarcopenia	Sarcopénie	Sarcopenia	Sarkopenija
SARS (Sindrome Acuta Respiratoria Severa)	Severe acute respiratory syndrome (SARS)	Syndrome respiratoire aigu sévère (SRAS)	Sindrome respiratorio agudo severo (SRAS, SARS)	Sindrom akutne respiratorne insuficijencije (SARS)
Sbadiglio	Yawn	Bâillement	Bostezo	Zijevanje
Sbavando (ptialismo, scialorrea)	Drooling (ptyalism, sialorrhea, slobbering)	Hypersialorrhée (ptyalisme)	Sialorrea (ptialismo)	Slinjenje
Scabbia (rogna)	Scabies (the itch)	Gale (mal de Sainte-Marie)	Arador de la sarna (escabiosis)	Svrab (skabijes)

Italiano	Inglese	Francese	Spagnolo	Croato
Scarlattina	Scarlet fever	Scarlatine (fièvre écarlate)	Escarlatina (fiebre escarlata)	Šarlah (skarlatina)
Scarsa secrezione salivare (xerostomia)	Dry mouth (xerostomia)	Sècheresse de la bouche (xèrostomie)	Sequedad de la boca (xerostomía)	Suha sluznica usta
Schistosomiasi	Schistosomiasis (snail fever)	Schistosomiase (bilharziose)	Esquistosomiasis (bilharziasis)	Šistosomijaza
Schizofrenia	Schizophrenia	Schizophrénie	Esquizofrenia	Šizofrenija
Sciatica	Sciatica	Sciatique	Ciática	Išijas
Sclerodermia	Scleroderma	Sclérodermie	Esclerodermia	Sklerodermija
Sclerosi laterale amiotrofica	Amyotrophic lateral sclerosis	Sclérose latérale amyotrophique (maladie de Charcot)	Esclerosis lateral amiotrófica	Amiotrofična lateralna skleroza
Sclerosi multipla	Multiple sclerosis	Sclérose en plaques	Esclerosis múltiple	Multipla skleroza
Scoliosi	Scoliosis	Scoliose	Escoliosis	Skolioza
Scorbuto	Scurvy	Scorbut	Escorbuto	Skorbut
Scossa muscolare (fasciciolazione)	Muscle twitch (fasciculation)	Fasciculation musculaire	Crispar del músculo (fasciculación)	Trzanje mišića
Scotoma	Scotoma	Scotome	Escotoma	Skotom
Seborrea	Seborrhea	Séborrhée	Seborrea	Seboreja
Semi-coma	Semicoma	Semi-coma	Semicoma	Semikoma
Sensazione bruciante	Burning sensation	Sensation cuisante	Sensación de ardor	Pećenje (žarenje)
Sensibilità al dolore (algesia)	Sensitivity to pain (algesia)	Sensibilité à la douleur (algésie)	Sensibilidad al dolor (algesia)	Osjetljivost na bol (algezija)
Senso della paura	Sensation of fear	Sensation de peur	Sensación de miedo	Osjećaj straha
Senso delle scarpe troppo strette	'Tight shoes' sensation	Sensation des chaussures très serré	Sensación de "zapatos apretados"	Osjećaj "tijesnih cipela"
Sepsi	Sepsis	Sepsis	Sepsis	Sepsa
Sesta malattia (roseola infantum, esantema subitum)	Exanthema subitum (roseola infantum, sixth disease)	Roséole (exanthème subit, sixième maladie)	Roséola (exantema súbito)	Rozeola infantum (egzantema subitum, šesta bolest)
Sete	Thirst	Soif	Sed	Žed
Setticemia	Septicemia	Septicémie	Septicemia	Septikemija
Sfogo (eruzione cutanea)	Rash (eruption, eczema)	Rash (eczéma)	Sarpullido (erupción, eccema)	Osip
Shigellosi	Shigellosis (bacillary dysentery)	Shigellose	Shigelosis	Šigeloza
Shock cardiogeno	Cardiogenic shock	Choc cardiogénique	Choque cardiogénico	Kardiogeni šok
Shock chirurgico	Surgical shock (postoperative shock)	Choc post-opératoire	Choque quirúrgico	Kirurški šok
Shock endotossico	Endotoxic shock	Choc endotoxique	Choque endotoxico	Endotoksični šok
Shock ipovolemico	Hypovolemic shock	Choc hypovolémique	Choque hipovolémico	Hipovolemički šok
Shock neurogeno	Neurogenic shock	Choc neurogénique	Choque neurogénico	Neurogeni šok
Shock ostruttivo	Obstructive shock	Choc obstructive	Choque obstructivo	Opstruktivni šok
Shock settico	Septic shock	Choc septique	Choque séptico	Septički šok
Shock spinale	Spinal shock	Choc spinal	Choque espinal	Spinalni šok
Shock traumatico	Traumatic shock	Choc traumatique	Choque traumático	Traumatski šok
SIDA (sindrome da ImmunoDeficienza Acquisita, AIDS)	AIDS (acquired immune deficiency syndrome)	SIDA (syndrome d'immunodéficience acquise)	SIDA (sindrome de inmunodeficiencia adquirida)	SIDA (sindrom stečene imunodeficijencije, AIDS)
Siderosi	Siderosis	Sidérose	Siderosis	Sideroza
Sifilide (lue)	Syphilis	Syphilis (vérole)	Sifilis	Sifilis (lues)
Sifiloma	Chancre	Chancre	Chancro	Čankir
Silicosi	Silicosis	Silicose	Silicosis	Silikoza
Sincope	Syncope	Syncope	Sincope	Sinkopa
Sindattilia	Syndactyly	Syndactylie	Sindactilia	Sindaktilija
Sindrome alcolica fetale	Fetal alcohol syndrome	Syndrome d'alcoolisation foetale	Sindrome de alcoholismo fetal	Fetusni alkoholni sindrom
Sindrome cervicale	Cervicocephal syndrome	Syndrome cervical	Sindrome cervical	Cervicocefalni sindrom
Sindrome cervicobrachiale (sindrome spalla-mano)	Cervicobrachial syndrome	Syndrome cervico-brachial	Sindrome cérvico-braquial	Sindrom vrat-rame (cervikobrahijalni sindrom)

Italiano	Inglese	Francese	Spagnolo	Croato
Sindrome compartimentale	Compartment syndrome	Syndrome des loges	Síndrome compartimental	Sindrom fascijalnog prostora
Sindrome da carcinoide	Carcinoid syndrome	Syndrome carcinoíde	Sindrome carcinoide	Karcinoidni sindrom
Sindrome da conflitto subacromiale (impingement subacromiale)	Shoulder impingement syndrome (subacromial impingement syndrome)	Syndrome du conflit sous-acromial	Síndrome del conflicto subacromial	Sindrom sraza ramena (subakromijalni sindrom sraza)
Sindrome da distress respiratorio	Respiratory distress syndrome	Syndrome de détresse respiratoire	Sindrome de distrés respiratorio	Respiratorni distres sindrom
Sindrome da distress respiratorio del neonato (malattia da membrane ialine polmonari)	Hyaline membrane disease (infant respiratory distress syndrome)	Maladie des membranes hyalines (détresse respiratoire néonatale)	Enfermedad de la membrana hialina (síndrome de distrés respiratorio)	Bolest hijaline membrane (respiratorni sindrom novorođenćeta)
Sindrome da fatica cronica	Chronic fatigue syndrome	Syndrome de fatigue chronique	Síndrome de fatiga crónica	Sindrom kroničnog umora
Sindrome da impingement della caviglia	Ankle impingement syndrome	Conflit antérieur de la cheville	Pinzamiento anterolateral del tobillo	Prednji sindrom sraza gornjeg nožnog zgloba
Sindrome da impingement posteriore di caviglia	Posterior ankle impingement syndrome	Conflit postérieur de la cheville	Síndrome de pinzamiento posterior del tobillo	Sindrom sraza stražnjeg nožnog zgloba
Sindrome da schiacciamento	Crush-syndrome	Syndrome d'écrasement	Síndrome de aplastamiento (sindrome de crush)	Crush-sindrom
Sindrome da stress tibiale mediale	Shin splints	Périostite tibiale	Dolor en las espinillas	Trkačka potkoljenica
Sindrome da vibrazioni mano-braccio	Hand-arm vibration syndrome (vibration white finger)	Syndrome des vibrations du système main-bras	Vibraciones mano bra-zo (dedo blanco indu-cido por vibraciones)	Vibracijski sindrom šaka-ruka
Sindrome degli ischio-crurali (sindrome dell'hamstring)	Tight hamstrings syndrome	Hamstring syndrome	Síndrome de isquiosurales cortos	Sindrom stražnje lože natkoljenice (sindrom hamstringsa)
Sindrome del bambino flaccido	Floppy infant syndrome	Syndrome du bébé mou	Síndrome de bebé flácido	Sindrom mlohavog djeteta
Sindrome del colon irritabile (colon spastico)	Irritable bowel syndrome (spastic colon)	Côlon irritable (côlon spastique)	Sindrome de intestino irritable (colon irritable, colon espástico)	Sindrom iritabilnog crijeva (spastični kolon)
Sindrome del dolore patello-femorale (ginocchio del corridore)	Chondromalacia patellae (runner's knee, patello-femoral pain syndrome)	Chondromalacie rotulienne	Chondromalacia rotuliana (sindrome patelo-femoral)	Hondromalacija patele (trkačko koljeno, sindrom patelofemoralne boli)
Sindrome del grido di gatto	Cat cry syndrome (5p minus syndrome, Lejeune's syndrome)	Maladie du cri du chat (syndrome de Lejeune)	Sindrome del maullido del gato (sindrome de Lejeune)	Sindrom mačjeg krika
Sindrome del tunnel carpale	Carpal tunnel syndrome	Syndrome du canal carpien	Síndrome del túnel carpiano	Sindrom karpalnog tunela
Sindrome del tunnel cubitale	Little league elbow syndrome (LLE syndrome)	Syndrome du tunnel cubital	Síndrome del túnel cubital	Sindrom kopljaškog lakta
Sindrome del tunnel tarsale	Tarsal tunnel syndrome	Syndrome du canal tarsien	Síndrome del túnel tarsiano	Sindrom tarzalnog kanala
Sindrome della benderella ileotibiale	Iliotibial band friction syndrome	Syndrome de la bandelette iliotibiale (syndrome de l'essuie glace)	Síndrome de fricción de la banda iliotibial	Sindrom trenja iliotibijalnog traktusa
Sindrome della classe economica	Traveller's thrombosis (economy class syndrome)	Thrombose du voyageur	Síndrome de la clase turista	Sindrom ekonomske klase

Italiano	Inglese	Francese	Spagnolo	Croato
Sindrome della morte improvvisa del lattante	Sudden infant death syndrome (crib death, cot death)	Syndrome de mort subite du nourrisson	Sindrome de muerte súbita del lactante (muerte en cuna)	Sindrom iznenadne smrti dojenčeta
Sindrome delle apnee nel sonno	Sleep apnea	Apnée du sommeil	Apnea del sueño	Noćna desaturacija
Sindrome dello stretto toracico superiore	Thoracic outlet syndrome	Syndrome de traversée thoraco-cervico-brachiale	Síndrome del estrecho torácico	Torakalni sindrom
Sindrome di Behçet	Behçet's disease	Maladie de Behçet	Sindrome de Behçet	Behçetova bolest
Sindrome di Blount	Blount's disease	Maladie de Blount	Enfermedad de Blount (tibia vara)	Blountova bolest
Sindrome di Cushing (ipercortisolismo)	Cushing's syndrome (hypercorticism)	Syndrome de Cushing (hypercorticisme)	Sindrome de Cushing (hipercortisolismo)	Cushingov sindrom (hiperkortikolizam)
Sindrome di De Quervain	DeQuervain syndrome	Syndrome de DeQuervain (ténosynovite de DeQuervain)	Sindrome de DeQuervain	Sindrom bubnjarskog palca (Morbus DeQuervain)
Sindrome di Down	Down syndrome	Syndrome de Down	Síndrome de Down	Downov sindrom (mongoloidizam)
Sindrome di Edwards	Edwards syndrome (trisomy 18)	Syndrome d'Edwards (trisomie 18)	Sindrome de Edwards (trisomía del 18)	Trisomija 18D (Edwardsov sindrom)
Sindrome di Eisenmenger	Eisenmenger's syndrome	Syndrome d'Eisenmenger	Sindrome de Eisenmenger	Eisenmengerov sindrom
Sindrome di Goodpasture	Goodpasture's syndrome	Syndrome de Goodpasture (maladie des anti-corps anti-membrane basale glomérulaire)	Sindrome de Goodpasture	Goodpastureov sindrom
Sindrome di Guillain-Barré	Guillain-Barré syndrome	Syndrome de Guillain-Barré	Sindrome de Guillain-Barré	Guillain-Barréov sindrom
Sindrome di Hoffa	Hoffa's disease	Maladie de Hoffa	Enfermedad de Hoffa	Morbus Hoffa
Sindrome di Kawasaki	Kawasaki disease	Maladie de Kawasaki	Enfermedad de Kawasaki	Kawasakijeva bolest (mukokutani limfoglandularni sindrom)
Sindrome di Leriche	Aortoiliac occlusive disease (Leriche's syndrome)	Maladie occlusive aorto-iliaque	Sindrome de Leriche	Lericheov sindrom
Sindrome di Marfan	Marfan syndrome	Syndrome de Marfan	Síndrome de Marfan	Marfanov sindrom
Sindrome di McCune-Albright-Sternberg	McCune-Albright syndrome	Syndrome de McCune-Albright	Sindrome de McCune-Albright	Albrightov sindrom
Sindrome di Menière	Meniere's disease	Maladie de Menière	Enfermedad de Menière	Menierova bolest
Sindrome di Osgood-Schlatter	Osgood-Schlatter disease (rugby knee)	Maladie d'Osgood-Schlatter	Enfermedad de Osgood-Schlatter	Osgood-Schlatterova bolest
Sindrome di Patau	Patau syndrome (trisomy 13)	Syndrome de Patau (trisomie 13)	Síndrome de Patau (trisomía en el par 13)	Trisomija 13D (Patauov sindrom)
Sindrome di Preiser	Preiser disease	Maladie de Preiser	Enfermedad de Preiser	Morbus Preiser
Sindrome di Raynaud	Raynaud's disease	Maladie de Raynaud	Enfermedad de Raynaud	Raynaudova bolest
Sindrome di Reiter	Reactive arthritis (Reiter's syndrome)	Arthrite réactive (syndrome de Reiter)	Sindrome de Reiter (artritis reactiva)	Reiterov sindrom
Sindrome di Reye	Reye's syndrome	Syndrome de Reye	Sindrome de Reye	Reyeov sindrom
Sindrome di Sjögren	Sjögren's syndrome	Syndrome de Sjögren	Sindrome de Sjögren	Sjögrenov sindrom
Sindrome di Tourette	Tourette's syndrome	Syndrome de Tourette	Sindrome de Tourette	Touretteov sindrom
Sindrome di Turner	Turner syndrome	Syndrome de Turner	Síndrome de Turner	Turnerov sindrom
Sindrome dolorosa	Pain syndrome	Syndrome de douleur	Síndrome doloroso	Bolni sindrom
Sindrome epato-renale	Hepatorenal syndrome	Syndrome hépato-rénal	Sindrome hepatorrenal	Hepatorenalni sindrom

Italiano	Inglese	Francese	Spagnolo	Croato
Sindrome mielodisplasica	Myelodysplastic syndrome	Syndrome myélodysplasique	Sindrome mielodisplásico (preleucemia)	Mijelodisplastični sindrom
Sindrome nefrosica	Nephrotic syndrome	Syndrome néphrotique	Síndrome nefrótico	Nefrotski sindrom
Sindrome post trombotica	Post-thrombotic syndrome	Syndrome post-thrombotique	Síndrome postrombótico	Posttrombotički sindrom
Sindrome premestruale	Premenstrual syndrome (PMS)	Syndrome prémenstruel (SPM)	Síndrome premenstrual	Predmenstruacijski sindrom (PMS)
Sindrome prodromica	Early symptom (prodrome)	Phase prodromique	Sindrome prodrómico	Predsimptom bolesti prije nego se bolest razvije
Singhiozzo	Hiccup	Hoquet	Hipo	Štucavica
Sinostosi radio-ulnare	Radioulnar synostosis	Synostose radio-ulnaire	Sinostosis radiocubital	Radioulnarna sinostoza
Sinovioma	Synovioma	Synoviome	Sinovioma	Sinoviom
Sinusite	Sinus headache	Douleur des sinus (sinusite)	Dolor de cabeza por sinusitis	Sinusna glavobolja
Siringomielia	Syringomyelia	Syringomyélie	Siringomielia	Siringomijelija
Soffio cardiaco	Heart murmur	Souffle cardiaque	Soplo del corazón	Šum na srcu
Soffocamento (soffocazione, asfissia)	Choking (suffocation)	Suffocation	Atragantamiento	Gušenje
Sonnambulismo	Sleepwalking (somnambulism)	Somnabulisme	Sonambulismo (noctambulismo)	Mjesečarenje (somnambulizam)
Sonnolenza	Somnolence	Somnolence	Somnolencia	Pospanost (somnolencija)
Soppressione della secrezione di urina	Nonpassage of urine	Arrêt de la sécrétion d'urine	Supresión de la secreción de orina	Prestanak lučenja urina
Sordità	Deafness	Surdité	Sordera	Gluhoća
Sordità parziale	Hard of hearing	Surdité partielle	Corto de oído (parcialmente sordo)	Nagluhost
Sottopeso (grave magrezza)	Underfedness (malnutrition)	Malnutrition	Desnutrición	Neuhranjenost
Spasmo (contrazione involontaria)	Spasm (cramp)	Spasme (crampe)	Espasmo (calambre)	Grč (spazam)
Spasmo di vagina (vaginismo)	Vaginal spasm (vaginismus)	Spasme vaginal (vaginisme)	Espasmo vaginal (vaginismo)	Grč rodnice (vaginizam)
Spasmo facciale	Facial spasm	Spasme facial	Espasmo facial	Grč mišića lica
Spasmo muscolare	Muscular cramp (spasm)	Crampe musculaire (spasme)	Espasmo muscular (calambre)	Mišićni grč (spazam)
Spermatocele (cisti spermatica)	Spermatocele	Spermatocèle	Espermatocele	Spermatokela (cista epididimisa)
Spina bifida	Spina bifida	Spina bifida	Espina bífida	Spina bifida
Spina nel calcagno (spina calcaneare)	Heel spur (calcaneal spur)	Éperon de talon (epine calcaneenne)	Espuela de talón (espuela calcánea)	Petni trn
Splenomegalia	Splenomegaly	Splénomégalie	Esplenomegalia	Splenomegalija
Spondilite	Spondylitis	Spondilite	Espondilitis	Spondilitis
Spondilite anchilosante	Ankylosing spondylitis (Bechterew's syndrome)	Spondylarthrite ankylosante (morbus Bechterew)	Espondilitis anquilosante (morbus Bechterew)	Ankilozantni spondilitis (Bechterewov sindrom)
Spondilite tubercolare (morbo di Pott)	Tuberculous spondylitis (Pott disease)	Mal de Pott (tuberculose vertébrale)	Espondilitis tuberculosa	Tuberkulozni spondilitis (Pottova bolest)
Spondilolistesi	Spondylolisthesis	Spondylolisthésis	Espondilolistesis	Spondilolisteza
Spondilosi	Spondylosis	Spondylose	Espondilosis	Spondiloza
Sporotricosi	Sporotrichosis	Sporotrichose	Esporotricosis	Sporotrihoza
Spostamento del rene (ptosi renale, nefroptosi)	Floating kidney (nephroptosis, renal ptosis)	Syndrome du rein flottant (néphroptose)	Riñón flotante (ptosis renal, nefroptosis)	Spušteni bubreg (putujući bubreg, nefroptoza)
Spostamento della palpebra (palpebra calante, blefaroptosi)	Drooping of the upper eyelid (blepharoptosis)	Abaissement de la paupière supérieure (blépharoptose)	Despredimiento del párpado superior (blefaroptosis)	Spušteni kapak (blefaroptoza)
Sputo schiumoso	Foamy sputum	Crachat spumeux	Esputo espumoso	Pjenušavi ispljuvak
Stanchezza (fatica, astenia)	Fatigue (exhaustion, lethargy)	Fatigue (affaiblissement)	Cansancio (fatiga, letargo, astenia)	Iscrpljenost (umor, fatigo)

Italiano	Inglese	Francese	Spagnolo	Croato
Starnuto	Sneezing	Éternuement	Estornudo	Kihanje
Stenosi aortica	Aortic valve stenosis	Sténose valvulaire aortique	Estenosis de la válvula aórtica	Stenoza aortnog ušća
Stenosi dell'arteria polmonare	Stenosis of pulmonary artery	Sténose de l'artère pulmonaire	Estenosis de la arteria pulmonar	Stenoza plućne arterije
Stenosi esofagea	Esophageal stenosis	Sténose oesophagienne	Estenosis esofágica	Stenoza jednjaka
Stenosi ipertrofica del piloro	Hypertrophic pyloric stenosis	Sténose hypertrophique du pylore	Estenosis pilórica hipertrófica	Hipertrofijska stenoza pilorusa
Stenosi mitralica	Mitral stenosis	Sténose mitrale	Estenosis mitral	Stenoza mitralnog ušća
Stenosi pilorica	Pyloric stenosis	Sténose du pylore	Estenosis del píloro	Stenoza pilorusa (pilorostenoza)
Stenosi pilorica congenita	Congenital pyloric stenosis	Sténose congénitale du pylore	Estenosis congénita del píloro	Urođena stenoza pilorusa
Stenosi polmonare	Pulmonary valve stenosis	Sténose de la valve pulmonaire	Estenosis de la válvula pulmonar	Stenoza plućnog ušća (pulmonalna stenoza)
Sterilità (infecondità)	Infertility (sterility)	Infertilité (stérilité)	Infertilidad	Neplodnost (sterilitet)
Stiramento	Strain (sprain, pull)	Déchirure	Desgarro	Istegnuće
Stiramento del legamento	Ligament sprain	Déchirure ligamentaire	Desgarro de ligamento	Istegnuće ligamenta
Stiramento del tendine	Tendon strain	Déchirure au tendon	Desgarro de tendón	Istegnuće tetive (distenzija tetive)
Stitichezza (costipazione)	Constipation (obstipation)	Constipation	Estreñimiento	Zatvor (opstipacija)
Strabismo	Strabismus	Strabisme	Estrabismo	Razrokost (strabizam)
Strangolamento (strozzamento)	Strangulation	Strangulation (étranglement)	Estrangulamiento	Davljenje
Strappo muscolare	Muscle strain (muscle pull)	Déchirure musculaire (claquage)	Desgarro muscular	Istegnuće mišića (distenzija mišića)
Stupor	Sopor	Sopor	Sopor	Sopor
Stupore	Stupor	Stupeur	Estupor	Stupor
Sudorazione (traspirazione)	Sweating	Sudation	Transpiración (sudación)	Znojenje
Sudore notturno	Night sweats	Sueurs nocturnes	Sudor nocturno	Noćno znojenje
Tachicardia	Tachycardia	Tachycardie	Taquicardia	Tahikardija
Talassemia	Thalassemia	Thalassémie	Talasemia	Talasemija
Tamponamento cardiaco	Pericardial tamponade (cardiac tamponade)	Tamponnade cardiaque	Tamponamiento cardiaco (tamponamiento pericárdiaco)	Tamponada perikarda
Tappo di cerume	Impacted cerumen	Bouchon de cérumen	Tapón de cerumen	Ceruminozni čep
Temperatura corporea elevata	Elevated body temperature	Élévation de la température du corps	Aumento en la temperatura corporal	Povišena tjelesna temperatura
Tendinite dei estensori delle dita del piede	Extensor tendinitis (inflammation of the extensor tendons of the toes)	Tendinite des extenseurs des orteils	Tendinitis de los extensores de los dedos	Tendinitis ekstenzora prstiju stopala
Tendinite del flessore lungo dell'alluce	Dancer's tendinitis (flexor hallucis tendinitis)	Tendinite des danseurs (fléchisseur de l'hallux tendinite)	Tendinitis del flexor hallucis longus	Tendinitis plesača (tendinitis dugog pregibača palca)
Tendinite del muscolo tibiale posteriore	Tibialis posterior tendinitis	Tendinopathie du tibial postérieur	Tendinopatia tibial posterior	Tendinitis stražnjeg tibijalnog mišića
Tendinite del popliteo	Popliteus syndrome	Syndrome poplité douloureux	Tendinitis poplitea	Sindrom m. popliteusa
Tendinite dell'avambraccio	Forearm tendinitis	Tendinite de l'avant-bras	Tendinitis en el antebrazo	Veslačka podlaktica (tendinitis podlaktice)
Tendinopatia Achille da overuse	Achilles tendon overuse injury	Tendinite achilléenne chronique	Tendinitis por sobreuso en el tendón de Aquiles	Sindrom prenaprezanja Ahilove tetive

Italiano	Inglese	Francese	Spagnolo	Croato
Tendinopatia	Achillodynia	Tendinite du tendon	Tendinitis de Aquiles	Ahilodinija
achillea (achillodinia)	(Achilles tendinitis)	d'Achille		(tendinitis Ahilove tetive)
Tendinosi	Tendinosis (chronic tendon injury)	Tendinose	Tendinosis (lesión crónica del tendón)	Tendinoza (kronična ozljeda tetive)
Tensione di parete addominale	Abdominal wall tension	Tension de la paroi stomacale	Tensión de la pared abdominal	Napetost trbušne stijenke
Teratocarcinoma	Teratocarcinoma	Tératocarcinome	Teratocarcinoma	Teratokarcinom
Teratoma	Teratoma	Tératome	Teratoma	Teratom
Tetania	Tetany	Tétanie	Tetania	Tetanija
Tetano	Tetanus	Tétanos	Tétanos (tétano)	Tetanus (zli grč)
Tetralogia di Fallot	Tetralogy of Fallot	Tétralogie de Fallot	Tetralogía de Fallot	Fallotova tetralogija
Tic	Tic	Tic	Tic	Tik
Tifo esantematico (tifo epidemico)	Epidemic typhus (louse-borne typhus)	Typhus épidémique (typhus à poux, typhus européen)	Tifus exantemático epidémico	Trbušni tifus (epidemjski tifus, pjegavac)
Tifo murino (tifo endemico)	Murine typhus (endemic typhus)	Typhus murin	Tifus endémico murino	Štakorski pjegavac
Tigna (tinea capitis)	Tinea capitis (scalp ringworm)	Teigne (tinea capitis)	Tiña de la cabeza (tinea capitis)	Gljivična infekcija vlasišta (tinea capitis)
Tinea corporis	Tinea corporis	Tinea corporis	Tiña corporal (tinea corporis)	Tinea corporis
Tinea cruris	Crotch itch (tinea cruris)	Eczéma marginé de hebra	Tiña crural (tinea cruris)	Gljivična infekcija prepona (tinea cruris)
Tinea favosa	Favus	Favus	Tiña favosa (favus, tinea favosa)	Tinea favosa (favus)
Tirare su col naso	Sniffing (sniffle)	Renifler	Sorberse la nariz (moqueo)	Šmrcanje
Tireotossicosi	Thyrotoxicosis	Thyréotoxicose	Tirotoxicosis	Tireotoksikoza (tireotoksična oluja)
Tiroidite di Hashimoto	Hashimoto's disease	Thyroïdite de Hashimoto	Tiroiditis de Hashimoto	Hashimotov sindrom
Tiroidite di Riedel	Riedel's thyroiditis	Thyroïdite de Riedel	Tiroiditis de Riedel	Riedelov tireoiditis
Torace a imbuto (petto escavato)	Pectus excavatum	Thorax en entonnoir (pectus excavatum)	Pecho hundido (pectus excavatum)	Udubljena prsa (ljevkasta prsa)
Torcicollo	Wry neck (torticollis)	Torticolis	Tortícolis	Krivi vrat (tortikolis)
Torsione del testicolo	Testicular torsion	Torsion testiculaire	Torsión testicular	Torzija testisa
Torsione dell'osso	Bone bending (bone torsion)	Torsion osseuse	Torsión del hueso	Savijanje kosti
Tosse	Cough	Toux	Tos	Kašalj
Tosse produttiva	Productive cough	Toux productive	Tos productiva	Produktivni kašalj
Tosse secca	Dry cough	Toux sèche	Tos seca (tos perruna)	Suhi kašalj
Tossicodipendenza (tossicomania)	Drug addiction	Toxicomanie	Adicción a las drogas (drogodependencia)	Ovisnost o drogama
Tossinfezione da Clostridium perfringens	Clostridium perfringens toxic infection	Toxi-infection à Clostridium perfringens	Tóxico-infección por Clostridium perfringens	Toksična infekcija Clostridium perfringensom
Toxocariasi	Toxocariasis	Toxocarose	Toxocariasis	Toksokarijaza
Toxoplasmosi	Toxoplasmosis	Toxoplasmose	Toxoplasmosis	Toksoplazmoza
Tracoma	Trachoma	Trachome	Tracoma	Trahom
Trapianto renale	Kidney transplantation	Transplantation rénale	Transplante de riñón	Transplantacija bubrega
Trasposizione dei grossi vasi	Transposition of the great vessels	Transposition des gros vaisseaux	Transposición de los grandes vasos	Transpozicija velikih žila
Trasposizione dell'aorta	Transposition of aorta	Transposition de l'aorte	Transposición de la aorta	Transpozicija aorte
Trasposizione dell'arteria polmonare	Transposition of pulmonary artery	Transposition de l'artère pulmonaire	Transposición de la arteria pulmonar	Transpozicija plućne arterije
Trauma sportivo	Sports injury	Blessure de sportif	Lesión deportiva	Sportska ozljeda
Tremito (tremore)	Tremor	Tremblement	Temblor	Drhtanje (tremor)
Tremore delle mani	Hand tremor	Tremblement des mains	Temblor en las manos	Drhtanje ruku
Trichinosi	Trichinosis (trichinellosis)	Trichinose	Triquinelosis (triquinosis)	Trihinoza (trihineloza)

Italiano	Inglese	Francese	Spagnolo	Croato
Trichomonas vaginalis	Trichomonas vaginalis	Trichomonas vaginalis	Trichomonas vaginalis	Trihomonazni vaginitis
Trichomoniasi	Trichomoniasis	Trichomoniase	Trichomoniasis	Trihomonijaza
Tripanosomiasi	Trypanosomiasis	Trypanosomiase	Tripanosomiasis	Tripanosomijaza
Tripanosomiasi africana (malattia del sonno)	African trypanosomiasis (sleeping sickness)	Maladie du sommeil (trypanosomiase africaine)	Tripanosomiasis africana (enfermedad del sueño)	Afrička tripanosomijaza (bolest spavanja)
Trombo	Blood clot (thrombus)	Caillot sanguin (thrombus)	Coágulo sanguineo (trombo)	Krvni ugrušak (tromb)
Trombocitopenia	Thrombocytopenia	Thrombocytopénie	Trombocitopenia	Trombocitopenija
Tromboembolia	Thromboembolism	Accident thromboembolique	Tromboembolismo	Tromboembolija
Tromboflebite	Thrombophlebitis	Thrombophlébite	Tromboflebitis	Tromboflebitis
Trombosi	Thrombosis	Thrombose	Trombosis	Tromboza
Trombosi venosa	Venous thrombosis	Thrombose veineuse	Trombosis venosa	Venska tromboza
Tsutsugamushi (tifo fluviale giapponese)	Scrub typhus (Japanese river fever, Tsutsugamushi fever)	Fièvre fluviale du Japon (typhus à chiques)	Tsutsugamushi (fiebre fluvial japonesa, tifus de los matorrales)	Japanska riječna groznica (Tsutsugamushi groznica)
Tubercolosi (tisi)	Tuberculosis (TBC)	Tuberculose	Tuberculosis (tisis, TBC)	Tuberkuloza (sušica, TBC)
Tubercolosi dei reni	Renal tuberculosis	Tuberculose rénale	Tuberculosis renal	Tuberkuloza bubrega
Tubercolosi delle ossa	Bone tuberculosis	Tuberculose des os	Tuberculosis ósea	Tuberkuloza kosti
Tubercolosi epatica	Hepatic tuberculosis	Tuberculose hépatique	Tuberculosis hepática	Tuberkuloza jetre
Tubercolosi intestinale	Intestinal tuberculosis	Tuberculose intestinale	Tuberculosis intestinal	Tuberkuloza crijeva
Tubercolosi polmonare	Pulmonary tuberculosis	Tuberculose pulmonaire	Tuberculosis pulmonar	Tuberkuloza pluća
Tubercolosi urogenitale	Urogenital tuberculosis	Tuberculose urogénitale	Tuberculosis urogenital	Urogenitalna tuberkuloza
Tularemia (febbre dei conigli)	Tularemia (rabbit fever)	Tularémie	Tularemia (fiebre de los conejos)	Tularemija (zečja groznica)
Tumore	Tumor (tumour)	Tumeur	Tumor	Tumor
Tumore benigno	Benign tumor	Tumeur bénigne	Tumor benigno	Dobroćudni tumor (benigni tumor)
Tumore del sacco vitellino	Yolk sac tumor (endodermal sinus tumor)	Tumeur du sac vitellin	Tumor de saco vitelino	Tumor žumanjčane vreće (endodermalni sinus tumor)
Tumore di Brenner	Brenner tumour	Tumeur de Brenner	Tumor de Brenner	Brennerov tumor
Tumore di Wilms (nefroblastoma)	Wilm's tumor (nephroblastoma)	Tumeur de Wilms (néphroblastome)	Tumor de Wilms (nefroblastoma)	Wilmsov tumor (nefroblastom)
Tumore maligno	Malignant tumor (cancer)	Tumeur maligne (cancer)	Tumor maligno (cáncer)	Zloćudni tumor (maligni tumor, rak)
Tumore misto	Mixed tumor	Tumeur mixte	Tumor mixto	Mješoviti tumor
Tumore misto maligno	Malignant mixed tumor	Tumeur mixte malin	Tumor mixto maligno	Mješoviti maligni tumor
Tungiasi (tunga penetrans)	Tungiasis (nigua, pique)	Sarcopsyllose	Tungiasis	Tungijaza
Ulcera (ulcerazione)	Ulcer	Ulcère	Úlcera (llaga)	Čir (ulkus)
Ulcera duodenale	Duodenal ulcer	Ulcère du doudénum	Úlcera duodenal	Čir na dvanaesniku
Ulcera gastrica	Gastric ulcer	Ulcère de l'estomac	Úlcera gástrica	Čir na želucu
Ulcera ischemica	Ischemic ulceration	Ulcère ischémique	Úlcera isquémica	Ishemična ulceracija
Ulcera perforata	Perforated ulcer	Perforation d'ulcère	Úlcera perforada	Puknuće čira (perforacija ulkusa)
Ulcera varicosa	Venous ulcer (varicose ulcer)	Ulcère veineux	Úlcera varicosa	Varikozni ulcer (venski ulcer)
Ulcera venerea (cancroide)	Chancroid (soft chancre)	Chancre mou (chancrelle)	Chancroide (chancro blando)	Meki čankir
Unghia incarnita (onicocriptosi)	Ingrown nail (onychocryptosis, unguis incarnatus)	Ongle incarné (onychocryptose)	Uña encarnada (onicocriptosis)	Urasli nokat (ungvis inkarnatus)

Italiano	Inglese	Francese	Spagnolo	Croato
Uremia (accumulo nel sangue di sostanze azotate a causa dell'insufficienza renale)	Uremia (autointoxication due to kidney failure)	Urémie (le taux de l'urée dans le sang)	Uremia (acumulación en la sangre de los productos tóxicos por un fallo renal)	Uremija (autointoksikacija radi nelučenja urina)
Urina di colore rosso	Red urine	Urine rouge	Orina de color rojo	Crveni urin
Urina marrone	Brown urine	Urine marron	Orina de color marrón	Smeđi urin
Urinazione frequente (pollachiuria)	Frequent urination	Miction fréquente	Micción frecuente	Učestalo mokrenje
Urinazione notturna (nicturia)	Frequent urination at night (nocturia)	Excrétion urinaire à prédominance nocturne (nycturie)	Emisión excesiva de orina durante la noche (nicturia)	Noćno mokrenje (nokturija)
Urine torbide	Unclear urine (foggy urine)	Urine opaque	Orina turbia	Mutni urin
Ustione	Burn	Brûlure	Quemadura	Opeklina
Ustione da corrente elettrica	Electric shock burn	Brûlure électrique	Quemadura eléctrica	Opeklina od strujnog udara
Ustione da medusa	Jellyfish sting burn	Brûlure de méduse	Quemadura de medusa	Opeklina od meduze
Vampata di calore	Hot flushes	Bouffée de chaleur	Sofocos	Valovi vrućine (valunzi)
Varicella	Chicken-pox	Varicelle	Varicela	Vodene kozice
Varici degli arti inferiori	Leg varicose veins	Varices des membres inférieurs	Venas varicosas de las piernas	Proširene vene na nogama
Varici esofagee	Esophageal varices	Varices oesophagiennes	Varices esofágicas	Proširene vene jednjaka (flebektazije)
Varicocele	Varicocele	Varicocèle	Varicocele	Varikokela
Varicosi (varici, malattia varicosa)	Varicose veins	Varices	Varices	Proširene vene
Variola vera (vaiolo)	Smallpox	Variole (petite vérole)	Viruela	Velike boginje (crne boginje, variola vera)
Vene varicose del collo	Neck varicose veins	Varice dans le cou	Varices del cuello	Proširene vratne vene
Verruca	Wart	Verrue	Verruga	Bradavica (virusna bradavica)
Vescichetta (bolla)	Blister	Phlyctène (ampoule, cloque)	Ampolla	Plik
Visione doppia (diplopia)	Double vision (diplopia)	Vision double (diplopie)	Visión doble (diplopía)	Dvoslike
Vitiligine	Vitiligo	Vitiligo	Vitiligo	Vitiligo
Voglia (neo, nevo)	Birthmark (nevus)	Grain de beauté (naevus)	Nevus (nevo)	Madež (nevus)
Volvolo	Abnormal twisting of the intestines (volvulus)	Volvulus	Retorcimiento anormal del intestino (vólvulo)	Zapletaj crijeva
Vomito (emetismo)	Vomiting	Vomissement	Vómito (emesis)	Povraćanje
Vomito senza nausea (vomito a getto, vomito cerebrale)	Vomiting without nausea (cerebral vomiting)	Vomissement en fusée sans effort	Vómito sin náusea (vómito cerebral)	Povraćanje bez mučnine (povraćanje u luku, cerebralno povraćanje)
Xantelasma	Xanthelasma	Xanthelasma	Xantelasma	Ksantelazma
Xantoma	Xanthoma	Xanthome	Xantoma	Ksantom
Zoonosi	Zoonosis	Zoonose	Zoonosis	Zoonoza
Zoppicamento	Limping	Boitillement	Cojera	Šepanje

Italiano	Inglese	Francese	Spagnolo	Croato
FARMACIA:	**PHARMACY:**	**PHARMACIE:**	**FARMACIA:**	**LJEKARNA:**
A digiuno	On an empty stomach (before the meal)	À jeun	En ayunas	Na tašte
A mezzogiorno	At noon	À midi	A mediodía	U podne
Acido borico	Boric acid	Acide borique	Ácido bórico	Borova otopina
Adrenalina	Adrenaline	Adrénaline	Adrenalina	Adrenalin
Aerosol	Aerosol	Aérosol	Aerosol	Aerosol
Ago	Needle	Aiguille	Aguja	Igla
Alcool	Alcohol	Alkohol	Alcol	Alcohol
Allergia a medicamento	Drug allergy	Allergie à un médicament	Alergia al medicamento	Alergija na lijek
Aminofillina	Aminophylline	Aminophylline	Aminofilina	Aminofilin
Ampicillina	Ampicillin	Ampicilline	Ampicilina	Ampicilin
Ampolla (fiala)	Ampoule	Ampoule	Ampolla (recipiente)	Ampula
Analgesico	Analgesic (painkiller)	Analgésique	Analgésico	Analgetik
Anestetico	Anesthetic	Anesthésique	Anestésico	Anestetik
Antiacido	Antacid	Antiacide	Antiácido	Antacid
Antibiotico	Antibiotic	Antibiotique	Antibiótico	Antibiotik
Anticoagulante	Anticoagulant	Anticoagulant	Anticoagulante	Antikoagulans
Anticonvulsante	Anticonvulsant	Antiépileptique (anticonvulsivant)	Anticonvulsivo (antiepiléptico)	Antiepileptik (antikonvulziv)
Antidepressivo	Antidepressant	Antidépresseur	Antidepresivo	Antidepresiv
Antidiabetico	Anti-diabetic drug	Médicament antidiabétique	Antidiabético	Antidiabetik
Antidiaforetico	Antiperspirant	Déodorant	Desodorante	Antiperspirant
Antidiarroici	Antidiarrhoeal drug	Médicament antidiarrhéique	Antidiarréico	Antidiaroik
Antidoto	Antidote	Antidote	Antidoto	Antidot
Antielmintici	Antihelminthic	Antihelminthique	Antihelmintico	Antihelmintik
Antiemetico	Antiemetic and motion sickness drug	Antiémétique	Antiemético	Lijek protiv mučnine i povraćanja
Antimalarico	Antimalarial drug	Antimalarique	Antimalárico	Antimalarik
Antimicotico	Antimycotic	Antimycosique	Antimicótico (antifúngico)	Antimikotik
Antinfiammatorio	Anti-inflammatory	Anti-inflammatoire	Antiinflamatorio (antiflogístico)	Protuupalno
Antiossidante (sostanza antiossidante)	Antioxidant	Antioxydant	Antioxidante	Antioksidans
Antipiretico	Antipyretic	Antipyrétique	Antipirético	Antipiretik
Antipsicotico	Antipsychotic	Antipsychotique	Antipsicótico	Antipsihotik
Antireumatico	Antirheumatic drug	Médicament antirhumatismal	Antireumático	Antireumatik
Antisettico	Antiseptic	Antiseptique	Antiséptico	Antiseptik
Antisettico urinario	Urinary antiseptic	Antiseptique urinaire	Antiséptico de las vías urinarias	Uroantiseptik
Antisiero	Antiserum	Antisérum	Antisuero	Antiserum
Antistaminico	Antihistamine	Antihistaminique	Antihistamínico	Antihistaminik
Antitossina	Antitoxin	Antitoxine	Antitoxina	Protuotrov
Aspirina	Aspirin	Aspirine	Aspirina	Aspirin
Assorbenti igienici	Sanitary pads (sanitary napkins)	Serviette hygiénique (protège-slip)	Toalla sanitaria (compresa, pantiprotector)	Higijenski ulošci
Assorbenti per l'incontinenza	Incontinence pads (adult diapers)	Slip d'incontinence	Pañal para adultos	Pelene za inkontinenciju
Atropina	Atropine	Atropine	Atropina	Atropin
Barbiturico	Barbiturate	Barbiturique	Barbitúrico	Barbiturat
Bendaggio	Bandage	Bandage	Venda	Zavoj
Bilancia	Scales	Balance	Balanza	Vaga
Bottiglietta (boccetta)	Vial	Fiole	Frasquito	Bočica
Bouillotte (bouilloire)	Hot water bottle	Bouillotte	Bolsa de agua caliente (guatero)	Termofor
Broncodilatatore	Bronchodilator	Bronchodilatateur	Broncodilatador	Bronhodilatator

Italiano	Inglese	Francese	Spagnolo	Croato
Burrocacao	Lip balm	Tube de soin pour lèvres	Bálsamo de labios	Grožđana mast
Caffeina	Caffeine	Caféine	Cafeína	Kofein
Calcio	Calcium	Calcium	Calcio	Kalcij
Camomilla	Chamomile	Camomille	Manzanilla	Kamilica
Candelette	Vaginal suppository	Ovule (suppositoire vaginal)	Supositorio vaginal	Vaginaleta
Cannabis terapeutica	Medical cannabis	Cannabis médical	Cannabis medicinal	Medicinski kanabis
Capsula	Capsule	Gélule	Cápsula	Kapsula
Carbone attivo	Activated carbon	Charbon actif	Carbón activado	Aktivni ugljen
Cardiotonico	Cardiotonic agent	Médicament cardiotonique	Cardiotónico	Kardiotonik
Cefalosporina	Cephalosporin	Céphalosporine	Cefalosporina	Cefalosporin
Cerotto	Plaster (adhesive strip)	Pansement	Tira adhesiva sanitaria	Flaster
Cerotto antifumo	Nicotine patch	Timbre à la nicotine	Parche de nicotina	Nikotinski flaster
Chemioterapia	Chemotherapy	Chimiothérapie	Quimioterapia	Kemoterapija
Citostatico	Cytostatic	Cytostatique	Citostático	Citostatik
Clistere	Enema (clyster)	Clystère	Enema (clisma)	Klizma (klistir)
Cloramfenicolo	Chloramphenicol	Chloramphénicol	Cloranfenicol	Kloramfenikol
Cloro	Chlorine	Chlore	Cloro	Klor
Cobalto	Cobalt	Cobalt	Cobalto	Kobalt
Codeina	Codeine	Codéine	Codeína	Kodein
Collirio	Eye drops	Collyre (gouttes ophtalmiques)	Colirio	Kapi za oči
Collutorio	Mouthwash liquid	Eau dentifrice	Enjuague bucal (colutorio)	Tekućina za ispiranje usne šupljine
Compressa	Compress	Compresse	Compresa	Oblog
Compressa (pasticca, tavoletta)	Tablet	Comprimé	Comprimido	Draženja (tableta)
Compresse solubili	Water-soluble tablets	Comprimé effervescent	Solubilizantes (comprimidos dispersables en agua)	Šumeće tablete
Contraccettivo	Contraceptive	Contraceptif	Anticonceptivo	Kontraceptiv
Corticosteroide	Corticosteroid	Corticostéroïde	Corticosteroide	Kortikosteroid
Crema	Skin cream	Crème	Crema	Krema
Cucchiaio	Spoon	Cuillère	Cuchara	Žlica
Dentifricio	Tooth paste	Dentifrice	Pasta de dientes (dentífrico)	Pasta za zube
Di mattina	In the morning	Le matin	Por la mañana	U jutro
Diaframma	Diaphragm (Dutch cap)	Diaphragme	Diafragma	Dijafragma
Digestivo	Digestive	Médicament digestif	Digestivo	Digestiv
Dimagrante (farmaco antiobesità)	Anti-obesity medication	Médicament anti-obésité	Fármaco antiobesidad	Dijetetsko sredstvo
Diuretico	Diuretic	Diurétique	Diurético	Diuretik
Dolcificante artificiale	Sugar substitute	Édulcorant	Edulcorante artificial	Umjetno sladilo
Dopo il pasto	After meal	Après-repas	Después de una comida	Nakon jela
Dose	Dose	Dose	Dosis	Doza
Effetti indesiderati da farmaco	Drug side-effects	Effets indésirables d'un médicament	Reacción adversa a medicamento	Nuspojave lijeka
Emostatico	Antihemorrhagic (hemostatic)	Hémostatique	Hemostático	Hemostatik
Emulsione	Emulsion	Émulsion	Emulsión	Emulzija
Eparina	Heparin	Héparine	Heparina	Heparin
Eritromicina	Erythromycin	Érythromycine	Eritromicina	Eritromicin
Espettorante	Expectorant	Expectorant	Expectorante	Sredstvo za iskašljavanje
Farmacista	Pharmacist	Pharmacien	Farmacéutico	Ljekarnik
Farmaco anti-alcol	Antialcoholic drug	Médicament contre la dépendance à l'alcool	Fármaco antialcohólico	Antialkoholik

Italiano	Inglese	Francese	Spagnolo	Croato
Farmaco anti-infiammatore non steroide FANS	Non-steroidal anti-inflammatory drug	Anti-inflammatoire non stéroïdien	Antiinflamatorio no esteroideo	Nesteroidni antireumatik
Farmaco antiallergico	Antiallergic drug	Antiallergique	Antialérgico	Antialergik
Farmaco antianemico	Antianemic	Médicament antianémique	Antianémico	Antianemik
Farmaco antiaritmico	Antiarrhythmic agent	Agent antiarythmique	Agente antiarritmico	Antiaritmik
Farmaco antiipertensivo	Antihypertensive drug	Antihypertenseur	Antihipertensivo	Antihipertenziv
Farmaco antiprotozoico	Antiprotozoal agent	Médicament antiprotozoal	Antiprotozoario	Antiprotozoik
Farmaco antitubercolare	Antitubercular agent	Antituberculeux	Fármaco tuberculostático	Antituberkulotik
Farmaco antivirale	Antiviral drug	Médicament antiviral	Fármaco antiviral	Antivirusni lijek
Fentanyl	Fentanyl	Fentanyl	Fentanilo	Fentanil
Ferro	Iron	Fer	Hierro (fierro)	Željezo
Filo interdentale	Dental floss	Fil dentaite	Seda dental (hilo dental)	Zubni konac
Filtro solare (crema solare ad alta protezione)	Sunscreen (sunblock)	Crème solaire	Protector solar	Sredstvo za zaštitu od sunca
Fitoterapia	Phytotherapy	Phytothérapie	Fitoterapia	Fitoterapija
Fosforo	Phosphorus	Phosphore	Fósforo	Fosfor
Garza	Gauze sponge	Gaze	Gasa	Gaza
Gel	Gel	Gel	Gel	Gel
Gentamicina	Gentamicin	Gentamicine	Gentamicina	Gentamicin
Glucosio	Glucose	Glucose	Glucosa	Glukoza
Gocce	Drops	Gouttes	Gotas	Kapi (kapljice)
Gocce nasali	Nasal drops	Gouttes nasales	Gotas nasales	Kapi za nos
Gocce per il mal di orecchi	Ear drops	Gouttes auriculaires	Gotas óticas	Kapi za uši
Gomma da masticare antifumo	Nicotine gum	Gomme à la nicotine	Goma de mascar de nicotina	Nikotinska guma za žvakanje
Grammo	Gram (gramme)	Gramme	Gramo	Gram
Immunoglobulina	Immunoglobulin	Immunoglobuline	Inmunoglobulina	Imunoglobulin
Immunosoppressivo	Immunosuppressive	Immunosuppresseur	Inmunosupresor	Imunosupresiv
Inalazione (farmaco per inalazioni)	Inhalation	Inhalation	Inhalación	Inhalacija
Iniezione	Injection	Injection	Inyección	Injekcija
Insettifugo	Insect repellent	Répulsif d'insectes	Repelente de insectos	Sredstvo protiv insekata
Insulina	Insulin	Insuline	Insulina	Inzulin
Interferone	Interferon	Interféron	Interferón	Interferon
Iodio (tintura di iodio)	Iodine	Iode	Yodo (iodo)	Jod
Ipnotico	Hypnotic (soporific)	Hypnotique (somnifère)	Hipnótico	Hipnotik
La sera	In the evening	Le soir	Por la noche	Na večer
Lassativo	Laxative	Laxatif	Laxante	Laksativ
Lente a contatto morbida	Soft contact lens	Lentille de contact souple	Lente de contacto blanda	Meka kontaktna leća
Lente a contatto rigida	Hard contact lens	Lentille de contact rigide	Lente de contacto duro	Tvrda kontaktna leća
Lenti a contatto	Contact lenses	Lentilles de contact	Lentes de contacto (lentillas, pupilentes)	Kontaktne leće
Litro	Litre	Litre	Litro	Litra
Lozione	Lotion	Lotion	Loción	Losion
Lubrificante	Lubricant	Lubrifiant	Lubricante	Lubrikant
Magnesio	Magnesium	Magnésium	Magnesio	Magnezij
Manganese	Manganese	Manganèse	Manganeso	Mangan
Medicamento (farmaco, rimedio)	Medication (remedy, drug)	Médicament	Medicamento (fàrmaco)	Lijek
Metadone	Methadone	Méthadone	Metadona	Metadon
Microgrammo	Microgram	Microgramme	Microgramo	Mikrogram

Italiano	Inglese	Francese	Spagnolo	Croato
Milligrammo	Milligram (milligramme)	Milligramme	Miligramo	Miligram
Millilitro	Millilitre	Mililitre	Mililitro	Mililitar
Minerale	Mineral	Minéral	Mineral	Mineral
Miorilassante	Muscle relaxant	Myorelaxant	Relajante muscular (miorrelajante)	Miorelaksator
Misuratore di pressione (sfigmomanometro)	Blood pressure meter (sphygmomanometer)	Tensiomètre (sphygmomanomètre)	Tensiómetro (esfigmomanómetro)	Tlakomjer
Molibdeno	Molybdenum	Molybdène	Molibdeno	Molibden
Morfina	Morphine	Morphine	Morfina	Morfin
Mucolitico	Mucolytic	Mucolytique	Mucolítico	Mukolitik
Nistatina	Nystatin	Nystatine	Nistatina	Nistatin
Occhiali	Glasses	Lunettes de vue	Gafas	Naočale
Olio di jojoba	Jojoba oil	Huile de jojoba	Aceite de jojoba	Jojobino ulje
Olio di mandorla	Almond oil	Huile d'amande	Aceite de almendras dulces	Bademovo ulje
Olio di ricino	Castor oil	Huile de ricin	Aceite de ricino	Ricinusovo ulje
Olio essenziale (olio eterico)	Essential oil	Huile essentielle	Aceite esencial	Eterično ulje
Olio minerale	Mineral oil	Huile minérale	Aceite mineral	Mineralno ulje
Omega-3 acidi grassi	Omega-3 fatty acid	Acides gras oméga-3	Ácido graso omega 3	Omega-3 masne kiseline
Oppioide	Opioid	Opioïde	Opioide	Opijat (opioid)
Oralmente (per via orale, per bocca)	Orally	Par voie orale	Por vía oral	Na usta
Ossicodone	Oxycodone	Oxycodone	Oxicodona	Oksikodon
Ovatta	Cotton-wool	Ouate (coton hydrophile)	Algodón hidrófilo	Vata
Paracetamolo	Paracetamol	Paracétamol	Paracetamol	Paracetamol
Paraffina	Paraffin	Paraffine	Parafina	Parafin
Pezzo (porzione)	Piece	Morceau	Pieza	Komad
Pasta	Paste	Pâte	Pasta	Pasta
Pasticca (pastiglia)	Pastille (lozenge)	Pastille	Pastilla	Tableta za sisanje (pastila)
Penicillina	Penicillin	Pénicilline	Penicilina	Penicilin
Per l'applicazione esterna	For external application	Pour l'application externe	De uso externo	Za vanjsku primjenu
Pillola anticoncezionale	Contraceptive pill (oral contraceptive)	Contraception orale	Pildora anticonceptiva	Kontracepcijska pilula
Pillola del "giorno doppo" (contraccezione postcoitale, contraccezione di emergenza)	'Morning-after' pill (postcoital contraception, emergency contraception)	Pilule du lendemain (contraception postcoïtale, contraception d'urgence)	Anticonceptivo de emergencia (contracepción poscoital)	Pilula za "dan poslije" (postkoitalna kontracepcija, hitna kontracepcija)
Polvere liquido	Liquid powder	Poudre fluide	Polvo liquido	Tekući puder
Polverina (polvere)	Powder	Poudre	Polvo	Prašak (puder)
Pomata (unguento)	Ointment (fat)	Pommade	Ungüento (pomada)	Pomada (mast)
Potassio	Potassium	Potassium	Potasio	Kalij
Pozione	Potion	Potion	Poción	Ljekoviti napitak
Prescrizione (rimedio prescritto)	Prescription	Ordonnance médicale	Receta	Recept
Preservativo (profilattico, condom)	Condom	Préservatif	Preservativo (condón, profiláctico)	Prezervativ (kondom)
Psicostimulanti	Psychostimulant	Psychostimulant	Psicoestimulante	Psihostimulans
Purgante (purga)	Purgative	Purgatif	Purgante (purgativo)	Purgativ
Rame	Copper	Cuivre	Cobre	Bakar
Repellente antizanzare	Mosquito repellent	Répulsif antimoustiques	Repelente de mosquitos	Sredstvo protiv komaraca
Rettale	Rectal	Rectal	Rectal	Rektalno
Salicilato	Salicylate	Salicylate	Salicilato	Salicilat
Sapone	Soap	Savon	Jabón	Sapun
Schiuma (spuma)	Foam	Mousse	Espuma	Pjena
Schiuma anticoncezionale	Contraceptive foam	Mousse contraceptive	Espuma anticonceptiva	Kontracepcijska pjena

Italiano	Inglese	Francese	Spagnolo	Croato
Sciacquatra (risciacquatura)	Rinsing	Rinçage	Lavado	Ispiranje
Sciroppo	Syrup	Sirop	Jarabe	Sirup
Sedativo (calmante)	Sedative	Sédatif	Sedativo	Sedativ
Siero	Serum	Sérum	Suero	Serum
Siringa per iniezioni	Syringe	Seringue	Jeringa	Šprica
Sistema internazionale di unità di misura	International System of Units	Système international d'unités	Sistema Internacional de Unidades	Sustav međunarodnih mjernih jedinica
Sodio	Sodium	Sodium	Sodio	Natrij
Soluzione	Solution	Solution	Soluto	Otopina
Soluzione fisiologica	Saline solution	Solution physiologique	Suero fisiológico	Fiziološka otopina
Soluzione per pulizia dentiera	Denture cleaning solution	Solution nettoyante pour les prothèses	Solución limpiadora de dentadura	Tekućina za čišćenje umjetnog zubala
Soluzione per pulizia lenti a contatto	Contact lenses cleaning solution	Solution nettoyante pour lentilles	Solución limpiadora de lentes de contacto	Tekućina za čišćenje kontaktnih leća
Sostanza nutriente (sostanza nutritiva)	Nutrient	Nutriment (élément nutritif)	Nutrimento (nutriente)	Nutritiv
Sovradosaggio	Overdose	Surdose	Sobredosis	Predoziranje
Spasmolitico	Spasmolytic	Spasmolytique	Espasmolítico	Spazmolitik
Spermicida	Spermicide	Spermicide	Espermicida	Spermicid
Spruzzo (vaporizzato)	Spray	Spray	Rociada	Sprej
Spugna contraccettiva	Contraceptive sponge	Éponge contraceptive	Esponja anticonceptiva	Kontracepcijska spužva
Sublinguale	Sublingual administration	Sublingual	Vía sublingual	Pod jezik
Sulfamidici (sulfonamidici)	Sulphonamide	Sulfamidé	Sulfonamida	Sulfonamid
Supposta	Suppository	Suppositoire	Supositorio	Čepić
Tampone	Tampon	Tampon hygiénique	Tampón	Tampon
Terapia ormonale sostitutiva	Hormone replacement therapy	Hormonothérapie de substitution	Terapia de sustitución hormonal	Hormonalna nadomjesna terapija
Termometro	Thermometer	Thermomètre	Termómetro	Toplomjer
Test di gravidanza ad uso domiciliare	Home pregnancy test	Test de grossesse	Prueba de embarazo	Kućni test za trudnoću
Tetraciclina	Tetracycline	Tétracycline	Tetraciclina	Tetraciklin
Tintura	Tincture	Teinture	Tintura	Tinktura
Tisana (infuso di erbe)	Herbal tea	Tisane	Tisana (infusión de hierbas)	Biljni čaj
Tonico (ricostituente)	Tonic	Tonique	Tónico	Tonik
Tramadolo	Tramadol	Tramadol	Tramadol	Tramal
Vaccino	Vaccine	Vaccin	Vacuna	Cjepivo
Vasodilatatore	Vasodilator	Vasodilatateur	Vasodilatador	Vazodilatator
Veleno	Poison	Poison	Veneno	Otrov
Viagra (citrato di sildenafil)	Viagra (sildenafil citrate)	Viagra (citrate de sildénafil)	Viagra	Viagra
Vitamina	Vitamin	Vitamine	Vitamina	Vitamin
Vitamina A (retinolo)	Vitamin A (retinol)	Vitamine A (rétinol)	Vitamina A (retinol)	Vitamin A (retinol)
Vitamina B1 (tiamina)	Vitamin B1 (thiamin)	Vitamine B1 (thiamine)	Vitamina B1 (tiamina)	Vitamin B1 (tiamin)
Vitamina B2 (riboflavina)	Vitamin B2 (riboflavin)	Vitamine B2 (riboflavine)	Vitamina B2 (riboflavina)	Vitamin B2 (riboflavin)
Vitamina B3 (niacina, vitamina PP)	Vitamin B3 (niacin)	Vitamine B3 (nicotinamide, PP)	Vitamina B3 (niacina, vitamina PP)	Vitamin B3 (niacin)
Vitamina B4 (adenina)	Vitamin B4 (adenine)	Vitamine B4 (adénine)	Vitamina B4 (adenina)	Vitamin B4 (adenin)
Vitamina B5 (acido pantotenico, vitamina W)	Vitamin B5 (pantothenic acid)	Vitamine B5 (acide pantothénique)	Vitamina B5 (ácido pantoténico)	Vitamin B5 (pantotenska kiselina)
Vitamina B6 (piridossina)	Vitamin B6 (pyridoxine)	Vitamine B6 (pyridoxine)	Vitamina B6 (piridoxina)	Vitamin B6 (piridoksin)

Italiano	Inglese	Francese	Spagnolo	Croato
Vitamina B7 (inositolo)	Vitamin B7 (inositol)	Vitamine B7 (inositol)	Vitamina B7 (inositol)	Vitamin B7 (inozitol)
Vitamina B8 (biotina)	Vitamin B8 (biotin)	Vitamine B8 (biotine)	Vitamina B8 (biotina)	Vitamin B8 (biotin)
Vitamina B9 (acido folico)	Vitamin B9 (folic acid)	Vitamine B9 (acide folique)	Vitamina B9 (ácido fólico)	Vitamin B9 (folna kiselina)
Vitamina B10 (vitamina R)	Vitamin B10 (factor-R)	Vitamine B10 (vitamine R)	Vitamina B10 (vitamina R)	Vitamin B10 (faktor-R)
Vitamina B11 (vitamina S)	Vitamin B11 (factor-S)	Vitamine B11 (carnitine)	Vitamina B11 (vitamina S)	Vitamin B11 (faktor-S)
Vitamina B12 (cobalamina)	Vitamin B12 (cobalamin)	Vitamine B12 (cobalamine)	Vitamina B12 (ciancobalamina)	Vitamin B12 (kobalamin)
Vitamina C (acido L-ascorbico)	Vitamin C (L-ascorbic acid)	Vitamine C (acide ascorbique)	Vitamine C (enantiómero L de ácido ascórbico)	Vitamin C (L-askorbinska kiselina)
Vitamina D2 (ergocalciferolo)	Vitamin D2 (ergocalciferol)	Vitamine D2 (ergocalciférol)	Vitamina D2 (ergocalciferol)	Vitamin D2 (ergokalciferol)
Vitamina D3 (colecalciferolo)	Vitamin D3 (cholecalciferol)	Vitamine D3 (cholécalciférol)	Vitamina D3 (colecalciferol)	Vitamin D3 (kolekalciferol)
Vitamina D4 (diidro-ergocalciferolo)	Vitamin D4	Vitamine D4	Vitamina D4	Vitamin D4
Vitamina D5 (sitocalciferolo)	Vitamin D5 (sitocalciferol)	Vitamine D5 (sitocalciférol)	Vitamina D5 (sitocalciferol)	Vitamin D5 (sitokalciferol)
Vitamina E (tocoferolo)	Vitamin E (tocopherol)	Vitamine E (tocophérol)	Vitamina E (alfatocoferol)	Vitamin E (tokoferol)
Vitamina F (acido linoleico)	Vitamin F (linoleic acid)	Vitamine F (acide linoléique)	Ácido linoleico	Vitamin F (linoleična kiselina)
Vitamina J (colina)	Vitamin J (choline)	Vitamine J (choline)	Vitamina J (colina)	Vitamin J (kolin)
Vitamina K (fillochinone)	Vitamin K (phylloquinone)	Vitamine K (phylloquinone)	Vitamina K (filoquinona)	Vitamin K (filokinon)
Vitamina L1 (acido antranilico)	Vitamin L1 (anthranilic acid)	Vitamine L1 (acide anthranilique)	Vitamina L1 (ácido antranílico)	Vitamin L1 (antranilna kiselina)
Vitamina P (flavonoidi)	Vitamin P (flavonoids)	Vitamine P (flavonoïde)	Vitamina P (flavonoide)	Vitamin P (flavonoidi)
Zinco	Zinc	Zinc	Zinc (cinc)	Cink
Zinco pasta	Zinc ointment	Pommade à l'oxyde de zinc	Pasta de óxido de zinc	Cinkova pasta
Zolfo	Sulphur	Soufre	Azufre	Sumpor

ISTITUZIONI, PROCEDURE E CURE DI MEDICINA:	MEDICAL FACILITIES, PROCEDURES AND CARE:	ÉTABLISSEMENTS MÉDICAUX, PROCÉDURES ET SOINS:	FACILIDADES MÉDICAS, PROCEDIMIENTOS Y ASISTENCIA MÉDICA:	MEDICINSKE USTANOVE, ZAHVATI I NJEGA:
Accettazione	Reception office	Réception	Mostrador de recepción	Prijemni ured
Acqua	Water	Eau	Agua	Voda
Addentare	Bite	Mordre	Morder	Zagristi
Allarme	Alarm	Alarme	Alarma	Uzbuna (alarm)
Ambulanza	Ambulance (clinic)	Infirmerie	Enfermería	Ambulanta
Amputazione	Amputation	Amputation	Amputación	Amputacija
Anestesia	Anesthesia	Anesthésie	Anestesia	Anestezija (narkoza)
Anestesia generale	General anesthesia	Anesthésie générale	Anestesia general	Opća anestezija
Anestesia locale	Local anesthesia	Anesthésie locale	Anestesia local	Lokalna anestezija
Angioplastica coronarica	Percutaneous coronary intervention (coronary angioplasty)	Angioplastie coronaire (dilatation transluminale)	Intervención coronaria percutánea	Perkutana koronarna angioplastika
Apertura chirurgica del cranio (craniotomia)	Surgical opnening of the cranium (craniotomy)	Ouverture chirurgicale du crâne (craniotomie)	Abertura quirúrgica en el cráneo (craneotomía)	Kirurški zahvat otvaranja lubanje (kraniotomija)
Apertura chirurgica di un articolazione (artrotomia)	Surgical procedure on a joint (arthrotomy)	Ouverture chirurgicale d'une articulation (arthrotomie)	Incisión quirúrgica de una articulación (artrotomía)	Kirurški zahvat na zglobu (artrotomija)

Italiano	Inglese	Francese	Spagnolo	Croato
Apparecchio acustico	Hearing assist device	Appareil acoustique	Audifono	Slušni aparat
Aprire	Open	Ouvrir	Abrir	Otvoriti
Armadio (credenza)	Wardrobe (cupboard, cabinet)	Armoire	Armario	Ormar
Artrodesi	Arthrodesis	Arthrodèse	Artrodesis	Artrodeza
Ascensore	Elevator	Ascenseur	Elevador	Dizalo
Aspiratore di secreti	Suction unit (aspirator)	Appareil à succion	Aspirador	Aspirator
Asportazione chirurgica del pancreas (pancreatectomia)	Surgical removal of the pancreas (pancreatectomy)	Ablation chirurgicale du pancréas (pancréatectomie)	Extirpación quirúrgica del páncreas (pancreatectomía)	Kirurško odstranjenje gušterače (pankreatektomija)
Asportazione chirurgica del testicolo (orchiectomia)	Surgical removal of a testicle (orchidectomy)	Amputation chirurgicale d'un ou des deux testicules (orchidectomie, orchiectomie)	Extirpación quirúrgica del testículo (orquidectomía)	Kirurško odstranjenje testisa (orhidektomija)
Asportazione chirurgica del timo (timectomia)	Surgical removal of the thymus (thymectomy)	Ablation chirurgicale du thymus (thymectomie)	Extirpación quirúrgica del timo (timectomía)	Kirurško odstranjenje prsne žlijezde (timektomija)
Asportazione chirurgica dell'appendice (appendicectomia)	Surgical removal of the vermiform appendix (appendectomy)	Ablation chirurgicale de l'appendice iléo-caecal (appendicectomie)	Extirpación quirúrgica del apéndice cecal (apendicectomía)	Kirurško odstranjenje slijepog crijeva (apendektomija)
Asportazione chirurgica dell'utero (isterectomia)	Surgical removal of the uterus (hysterectomy)	Enlèvement chirurgical de l'uterus (hystérectomie)	Extracción quirúrgica del útero (histerectomía)	Kirurško odstranjenje maternice (histerektomija)
Asportazione chirurgica della colecisti (colecistectomia)	Surgical removal of the gallbladder (cholecystectomy)	Enlèvement chirurgical de la vésicule biliaire (cholécystectomie)	Extracción quirúrgica de la vesicula biliar (colecistectomía)	Kirurško odstranjenje žučnog mjehura (kolecistektomija)
Asportazione chirurgica della lamina di vertebre (laminectomia)	Surgical procedure on the spine (laminectomy)	Résection chirurgicale des lames vertébrales (laminectomie)	Extirpación quirúrgica de parte de una vértebra (laminectomía)	Kirurški zahvat na kralježnici (laminektomija)
Asportazione chirurgica della laringe (laringectomia)	Surgical removal of the larynx (laryngectomy)	Ablation chirurgicale du larynx (laryngectomie)	Extirpación quirúrgica de la laringe (laringectomía)	Kirurško odstranjenje grkljana (laringektomija)
Asportazione chirurgica della mammella (mastectomia)	Surgical removal of a breast (mastectomy)	Enlèvement chirurgical d'un sein (mastectomie)	Remoción quirúrgica de seno (mastectomía)	Kirurško odstranjenje dojke (mastektomija)
Asportazione chirurgica della milza (splenectomia)	Surgical removal of the spleen (splenectomy)	Ablation chirurgicale de la rate (splénectomie)	Extirpación quirúrgica del bazo (esplenectomía)	Kirurško odstranjenje slezene (splenektomija)
Asportazione chirurgica della prostata (prostatectomia)	Surgical removal of the prostate gland (prostatectomy)	Ablation chirurgicale de la prostate (prostatectomie)	Extirpación quirúrgica de la próstata (prostatectomía)	Kirurško odstranjenje prostate (prostatektomija)
Asportazione chirurgica della sacca aneurismatica (aneurismectomia)	Surgical removal of the aneurysm (aneurysmectomy)	Résection chirurgicale d'une poche anévrismale (anevrismectomie)	Extirpación quirúrgica de un aneurisma (aneurismectomía)	Kirurško odstranjenje aneurizme (aneurizmektomija)
Asportazione chirurgica della tiroide (tiroidectomia)	Surgical removal of the thyroid gland (thyroidectomy)	Ablation chirurgicale de la thyroïde (thyroïdectomie, isthmectomie)	Extirpación quirúrgica de la glándula tiroides (tiroidectomía)	Kirurško odstranjenje štitne žlijezde (tiroidektomija)
Asportazione chirurgica delle adenoidi (adenoidectomia)	Surgical removal of adenoids (adenoidectomy)	Ablation chirurgicale des végétations adénoïdes (adénoïdectomie)	Extirpación quirúrgica de las adenoides (adenoidectomía)	Kirurško odstranjenje trećeg krajnika (adenoidektomija)

Italiano	Inglese	Francese	Spagnolo	Croato
Asportazione chirurgica delle emorroidi (emorroidectomia)	Surgical removal of a hemorrhoid (hemorrhoidectomy)	Ablation chirurgicale des hémorroïdes (hémorroïdectomie)	Extirpación quirúrgica de las hemorroides (hemorroidectomia)	Kirurško odstranjenje hemeroida (hemoroidektomija)
Asportazione chirurgica delle tonsille (tonsillectomia)	Surgical removal of tonsils (tonsillectomy)	Ablation chirurgicale des amygdales palatines (amygdalectomie, tonsillectomie)	Extracción quirúrgica de las amígdalas (tonsilectomia)	Kirurško odstranjenje krajnika (tonzilektomija)
Asportazione chirurgica dello stomaco (gastrectomia)	Surgical removal of the stomach (gastrectomy)	Ablation chirurgicale de l'estomac (gastrectomie)	Extirpación quirúrgica del estómago (gastrectomia)	Kirurško odstranjenje želuca (gastrektomija)
Asportazione chirurgica di calcolo (litotomia)	Surgical removal of stones (lithotomy)	Extraction chirurgicale des pierres de la vessie (lithotomie)	Extracción quirúrgica de los cálculos (litotomía)	Kirurško odstranjenje kamenca (litotomija)
Asportazione chirurgica di fibromi nell'utero (miomectomia)	Surgical removal of uterine myomas (myomectomy, fibroidectomy)	Ablation chirurgicale des fibromes utérins (myomectomie)	Extirpación quirúrgica de los fibromas uterinos (miomectomía)	Kirurško odstranjenje mioma u maternici (miomektomija)
Asportazione chirurgica di strutturalobale di un organo (lobectomia)	Surgical removal of a lobe of some organ (lobectomy)	Ablation chirurgicale d'un lobe d'organe (lobectomie)	Extirpación quirúrgica de un lóbulo de un órgano (lobectomía)	Kirurško odstranjenje režnja nekog organa (lobektomija)
Asportazione chirurgica di uno o etrambi surreni (surrenectomia, adrenalectomia)	Surgical removal of one or both adrenal glands (adrenalectomy)	Ablation chirurgicale d'une ou des deux glandes surrénales (adrenalectomie)	Extirpación quirúrgica de una glándula suprarrenal (adrenalectomía)	Kirurško odstranjenje nadbubrežne žlijezde (adrenalektomija)
Assicurazione sanitaria	Health insurance	Assurance maladie	Seguro de salud	Zdravstveno osiguranje
Assistenza infermieristica	Nursing (care)	Soins de santé	Asistencia (cuidado)	Njega
Assistenza sanitaria primaria	Primary health care	Soins de santé primaire	Atención primaria de salud	Primarna zdravstvena zaštita
Autoambulanza	Ambulance	Ambulance	Ambulancia	Kola hitne pomoći
Autopsia	Autopsy	Autopsie	Autopsia	Obdukcija
Bagno	Bathroom	Salle de bains	Cuarto de baño	Kupaonica
Barella (lettiga)	Stretcher	Civière	Camilla enrollable	Nosila
Bendaggio gessato	Plaster cast (immobilization plaster)	Plâtre pour immobilisation rigide	Escayola de inmovilización	Gipsana udlaga
Bypass	Bypass	Pontage	By-pass	Premosnica
Cadavere (salma)	Corpse	Cadavre	Cadáver	Leš
Calendario vaccinale	Vaccination schedule	Calendrier des vaccinations	Calendario de vacunación	Kalendar cijepljenja
Cambiarsi	Get changed	Se changer	Cambiarse	Presvući se
Camera di malato	Patient's room	Chambre de malade	Cuarto del paciente	Bolesnička soba
Camicia da notte	Nightgown	Chemise de nuit	Camisón	Spavačica
Camicia protettiva	Protection gown	Blouse de protection	Gabacha desechable	Zaštitna navlaka za odjeću
Cannula	Airway (cannula)	Canule	Cánula	Kanila
Cannula nasale	Nasal cannula	Canule nasale	Cánula nasal	Nosna kanila
Cannula oro-faringea	Oropharyngeal airway	Canule de Guedel	Cánula orofaringea (tubo de Mayo, cánula de Guédel)	Orofaringealna kanila
Cardiologia	Cardiology	Cardiologie	Cardiologia	Kardiologija
Cardiostimolatore (stimolatore cardiaco)	Pacemaker	Stimulateur cardiaque (pacemaker, pile)	Marcapasos	Električni stimulator srca
Carrello	Hospital trolley	Chariot	Camilla	Kolica
Carrell servitore	Overbed table	Table de lit	Mesa para cama	Stolić za serviranje hrane
Cassetta di pronto soccorso	First aid kit	Trousse de secours	Botiquín de primeros auxilios	Kutija prve pomoći
Catetere	Catheter	Cathéter	Catéter	Kateter

Italiano	Inglese	Francese	Spagnolo	Croato
Catetere vescicale	Urological catheter	Cathéter urologique	Catéter urinario	Urinarni kateter
Causa di morte	Cause of death	Cause de la mort	Causa de muerte	Uzrok smrti
Cauterizzazione	Cauterization	Cautérisation	Cauterización	Kauterizacija
Cena	Dinner (supper)	Dîner (souper)	Cena	Večera
Centro di medicina	Medical center	Centre médical	Centro médico	Medicinski centar
Chemioterapia	Chemotherapy	Chimiothérapie	Quimioterapia	Kemoterapija
Chirurgia	Surgery	Chirurgie	Cirugia	Kirurgija
Chirurgia laparoscopica	Laparoscopic surgery	Laparoscopie (coelioscopie)	Cirugía laparoscópica	Laparoskopska operacija
Chiudere	Close	Fermer	Cerrar	Zatvoriti
Chiusura delle tube	Surgical sterilization of a woman (tubal ligation)	Stérilisation chirurgicale au femme (ligature des trompes)	Esterilizatióm quirúrgica femenina (ligadura de trompas)	Kirurška sterilizacija žene (podvezivanje jajovoda)
Ciabatte	Slippers	Chausson	Pantuflas	Šlape
Circoncisione	Circumcision	Circoncision	Circuncisión	Obrezivanje
Citologia	Cytology	Cytologie	Citología	Citologija
Colazione	Breakfast	Petit déjeuner	Desayuno	Doručak
Collare cervicale	Neck immobilizer	Support de cou	Collar cervical	Imobilizator vrata
Comodino	Night table (bedside table)	Table de chevet (table de nuit)	Mesilla de noche	Noćni ormarić
Contagioso (infettivo)	Contagious	Contagieux /contagieuse	Contagioso	Zarazno
Coperta	Cover	Couverture	Cubrecama (colcha, manta)	Pokrivač
Corona	Dental crown	Couronne	Corona	Zubna krunica
Crioestrazione	Cryoextraction	Cryo-extraction	Crío-extracción	Krioekstrakcija
Cuffietta protettiva	Protection cap	Charlotte à usage unique	Gorra desechable	Zaštitna kapa
Cuscino	Pillow	Oreiller	Almohada	Jastuk
Deambulatore (tutore per disabili)	Walker (walking frame)	Déambulateur (cadre de marche, gadot)	Andador	Hodalica
Defecazione	Defecation	Défécation	Defecación	Pražnjenje stolice (defekacija)
Defibrillatore	Defibrillator	Défibrillateur	Desfibrilador	Defibrilator
Defibrillatore manuale	Manual defibrillator	Défibrillateur manuel	Desfibrilador manual	Ručni defibrilator
Defibrillazione	Defibrillation	Défibrillation	Desfibrilación	Defibrilacija
Dentista	Dentist	Dentiste	Dentista	Stomatolog (zubar)
Deposito (magazzino)	Storage	Stockage	Almacenaje	Spremište
Dermatologia	Dermatology	Dermatologie	Dermatología	Dermatologija
Diagnosi	Diagnosis	Diagnostic	Diagnóstico	Dijagnoza
Dialisi	Dialysis	Dialyse	Diálisis	Dijaliza
Dialisi epatica	Liver dialysis	Dialyse hépatique	Diálisis de hígado	Dijaliza jetre
Dialisi renale	Renal dialysis	Dialyse rénale	Diálisis renal	Dijaliza bubrega
Dieta (regime dietetico)	Diet	Régime alimentaire	Régimen (dieta)	Dijeta
Digestione	Digestion	Digestion	Digestión	Probava
Dinamometro	Dynamometer	Dynamomètre	Dinamómetro	Dinamometar
Donatore / donatrice	Donor	Donneur	Donante	Davalac (donator)
Donazione del sangue	Blood donation	Don de sang	Donación de sangre	Darovanje krvi (donacija krvi)
Dottore / dottoressa (medico)	Doctor (physician)	Médecin	Médico	Liječnik
Drenaggio	Drainage	Drainage	Drenaje	Drenaža
Drenaggio posturale	Postural drainage	Drainage postural	Drenaje postural	Drenažni položaj
Elettrochirurgia	Electrosurgery	Électrochirurgie	Electrocirugía	Elektrokirurgija
Elettrodo	Electrode	Électrode	Electrodo	Elektroda
Elettroterapia	Electrotherapy	Électrothérapie	Electroterapia	Elektroterapija
Esercizi di equilibrio	Balance training	Entraînement de l'equilibre	Entrenamiento del equilibrio	Trening ravnoteže
Esercizi di Kegel	Kegel exercise	Exercice de Kegel	Ejercicios de Kegel	Kegelove vježbe
Esercizi di respirazione	Breathing exercises	Exercice de respiration	Ejercicios de respiración	Vježbe disanja
Esercizio	Exercise	Exercice	Ejercicio	Vježbanje
Estrazione del dente	Dental extraction	Extraction dentaire	Exodoncia dental	Vađenje zuba

Italiano	Inglese	Francese	Spagnolo	Croato
Fasciatura (bendaggio)	Dressing	Pansement	Apósito	Previjanje
Fermacapo	Head immobilizer	Immobiliseur de tête	Inmovilizador de cabeza	Imobilizator glave
Finestra	Window	Fenêtre	Ventana	Prozor
Fisioterapia	Physical therapy	Physiothérapie	Fisioterapia	Fizikalna terapija
Fisioterapista	Physiotherapist	Physiothérapeute	Fisioterapeuta	Fizioterapeut
Forbici	Scissors	Ciseau	Tijeras	Škare
Formazione chirurgica di stomia (colostomia)	Surgical procedure of formation of stoma (colostomy)	Formation chirurgicale de la stomie (colostomie)	Exteriorización de una parte de intestino a través de la cavidad abdominal (colostomía)	Kirurški zahvat formiranja stome (kolostomija)
Gel elettro-conduttivo	Electrode conductive gel	Gel électroconductif	Gel conductor	Kontaktni gel za elektrode
Germi	Germs	Germes	Gérmenes	Klice
Gerontologia	Gerontology	Gérontologie	Gerontología	Gerontologija
Ginecologia	Gynecology	Gynécologie	Ginecología	Ginekologija
Goniometro	Goniometer	Goniomètre	Goniómetro	Goniometar
Gruccia (stampella)	Crutch	Béquille	Muleta	Štaka
Guanti protettivi	Protect gloves	Gants à usage unique	Guantes desechables	Zaštitne rukavice
Guarigione (ristabilimento)	Recovery	Guérison	Recuperación	Oporavak
Idroterapia	Hydrotherapy	Hydrothérapie	Hidroterapia	Hidroterapija
Immunologia	Immunology	Immunologie	Inmunología	Imunologija
Incisione chirurgica della trachea (tracheotomia)	Surgical opening of a direct airway on the neck (tracheostomy)	Ouverture chirurgicale dans la trachée (trachéotomie)	Incisión quirúrgica en la tráquea (traqueotomía)	Kirurško otvaranje dišnog puta (traheotomija)
Infermiera /infermiere	Nurse	Infirmier	Enfermera	Medicinska sestra
Infusione	Infusion	Perfusion	Infusión	Infuzija
Iniezione	Injection	Injection	Inyección	Injekcija
Intervento chirurgico dell'orecchio medio (stapedectomia)	Surgical procedure on the middle ear (stapedectomy)	Ablation chirurgicale de l'étrier (stapédectomie)	Cirugía del oído medio (stapedectomía)	Kirurški zahvat na srednjem uhu (stapedektomija)
Intervento chirurgico delle connessioni talamiche (talamotomia)	Surgical procedure on the thalamus (thalamotomy)	Ablation chirurgicale d'une partie du thalamus (thalamotomie)	Cirugía del tálamo (talamotomía)	Kirurški zahvat na talamusu (talamotomija)
Intubazione	Intubation	Intubation	Intubación	Intubacija
Laringoscopio	Laryngoscope	Laryngoscope	Laringoscopio	Laringoskop
Lavanda gastrica	Gastric lavage (stomach pumping)	Lavage gastrique	Lavado gástrico	Ispiranje želuca
Lavanderia	Laundry	Blanchisserie	Lavandería	Vešeraj
Lavare (fare il bagno)	Bath (wash)	Laver	Darse un baño	Kupati
Lenzuolo	Sheet	Drap	Sábana	Plahta
Letto	Bed	Lit	Cama	Krevet
Lift facciale (ritidectomia)	Facelift (rhytidectomy)	Lifting facial (rhytidectomie, lissage, remodelage)	Estiramiento de la cara (ritidectomía)	Lifting lica (ritidektomija)
Liposuzione	Liposuction	Liposuccion	Liposucción	Liposukcija
Lobotomia	Lobotomy	Lobotomie	Lobotomía	Lobotomija
Luce	Light	Lumière	Luz	Svjetlo
Manicotto di sfigmomanometro	Manometer cuff	Brassard du manomètre	Manguito de presión arterial	Manšeta tlakomjera
Manovra di Heimlich	Heimlich maneuver (abdominal thrusts)	Méthode de Heimlich	Maniobra de Heimlich	Heimlichov zahvat
Maschera dell'ossigeno	Oxygen mask	Masque à oxygène	Máscara de oxígeno	Maska za kisik
Maschera laringea	Laryngeal mask airway	Masque laryngé	Máscara laringea	Laringealna maska
Maschera per rianimazione	CPR mask	Masque de réanimation	Máscara de reanimación	Maska za oživljavanje

Italiano	Inglese	Francese	Spagnolo	Croato
Mascherina di protezione	Protection face mask	Masque de protection	Mascarilla desechable	Zaštitna maska za lice
Materassino a depressione	Vacuum mattress	Matelas immobilisateur à dépression	Colchón al vácio	Vakumirani madrac
Materasso	Mattress	Matelas	Colchón	Madrac
Medicina interna	Internal medicine	Médicine interne	Medicina interna	Interna medicina
Medico di medicina generale (medico di famiglia)	General practitioner	Médecin généraliste (médecin omnipraticien)	Médico de cabecera	Liječnik opće prakse
Monitor per parametri vitali	Vital signs monitor	Moniteur de signes vitaux	Monitor de signos vitales	Monitor za praćenje vitalnih znakova
Morire	Die	Mourir	Morir	Umrijeti
Neurologia	Neurology	Neurologie	Neurologia	Neurologija
Obitorio (mortorio)	Morgue (mortuary)	Morgue	Depósito de cadáveres (morgue)	Mrtvačnica
Oncologia	Oncology	Oncologie (cancérologie)	Oncología	Onkologija
Operazione (intervento chirurgico)	Operation (surgery)	Opération chirurgicale	Operación quirúrgica	Operacija
Ortopedia	Orthopedics	Orthopédie	Ortopedia	Ortopedija
Ospedale (policlinico)	Hospital	Hôpital	Hospital	Bolnica
Ospite (visitatore /visitatrice)	Visitor	Visiteur	Visitante	Posjetitelj
Otorinolaringoiatria	Otorhinolaryngology	Oto-rhino-laryngologie	Otorrinolaringología	Uho-grlo-nos
Otturazione odontoiatrica	Dental filling	Composite dentaire	Empaste (emplomadura)	Zubna plomba
Padiglione (reparto)	Ward	Salle	Sala (pabellón)	Odjel
Pallone autoespandibile	Ambu bag valve mask	Respirateur manuel type Ambu	Bolsa Ambú de ventilación manual	Ambu balon s maskom
Palpazione	Palpation	Palpation	Palpación	Pregled pipanjem (palpacija)
Patologia	Pathology	Pathologie	Patología	Patologija
Pattumiera	Litter bin	Poubelle	Papelera	Kanta za smeće
Paziente (ammalato)	Patient	Patient (malade)	Paciente	Bolesnik
Pediatria	Pediatrics	Pédiatrie	Pediatría	Pedijatrija
Percussione	Percussion	Percussion	Percusión	Pregled kucanjem (perkusija)
Pessario	Pessary	Pessaire (pessus)	Pesario	Pesar
Piantana portaflebo	Infusion stand	Pied à perfusion	Intravenoso poste	Stalak za infuziju
Pigiama	Pyjamas (pajamas)	Pyjama	Pijama (piyama)	Pidžama
Pinzette	Tweezers	Brucelles	Pinzas	Pinceta
Porta	Door	Porte	Puerta	Vrata
Posizionatore	Body positioner	Coussin de positionnement	Almohada de posicionamiento	Udlaga za pozicioniranje
Posizione di Trendelenburg	Trendelenburg position	Position de Trendelenburg	Posición de Trendelenburg	Trendelenburgov položaj
Pranzo	Lunch	Déjeuner	Almuerzo	Ručak
Primo soccorso	First aid	Premiers secours	Primeros auxilios	Prva pomoć
Procedura di chirurgia plastica del naso (rinoplastica)	Plastic surgery of the nose (rhinoplasty)	Opération de chirurgie esthétique du nez (rhinoplastie)	Cirugía estética de la nariz (rinoplastia)	Plastična operacija nosa (rinoplastika)
Procedura di chirurgia plastica del seno (mastoplastica)	Plastic surgery of the breasts (mammoplasty)	Opération de chirurgie esthétique des seins (mammoplastie)	Cirugía estética de los senos (mamoplastia)	Plastična operacija dojke (mastoplastika)
Procedura di chirurgia plastica dell'addome (addominoplastica)	Plastic surgery of the abdomen ("tummy tuck", abdominoplasty)	Opération de chirurgie esthétique de la paroi abdominale (abdominoplastie)	Cirugía estética del abdomen (abdominoplastia)	Plastična operacija trbuha (abdominoplastika)

Italiano	Inglese	Francese	Spagnolo	Croato
Procedura di chirurgia plastica della palpebra (blefaroplastica)	Plastic surgery of the eyelid (blepharoplasty)	Opération de chirurgie esthétique des paupières (blépharoplastie)	Cirugía estética de los párpados (blefaroplastia)	Plastična operacija očnog kapka (blefaroplastika)
Proclamazione del tempo della morte	Calling of the time of death	Détermination de l'heure de la mort	Determinación del tiempo de muerte	Proglašenje vremena smrti
Proteggi materasso cerato	Incontinence pad	Protège-matelas	Sábana de hule para la incontinencia	Gumirano platno
Protese mammaria	Breast implant	Implant mammaire	Implante de mama	Umetak za dojku
Protesi dentale	Dentures	Dentier	Prótesis dental	Umjetno zubalo
Provetta	Test tube	Tube à essai	Tubo de ensayo	Epruveta
Psichiatria	Psychiatry	Psychiatrie	Psiquiatría	Psihijatrija
Psicologo	Psychologist	Psychologue	Psicólogo	Psiholog
Pulitura dei denti	Teeth polishing	Vernis à dents	Pulidor de los dientes	Poliranje zuba
Purificazione	Cleansing	Purification	Purificación	Pročišćavanje
Quarantena	Quarantine	Quarantaine	Cuarentena	Karantena
Radiazione	Radiation	Radiation	Radiación	Zračenje
Radiologia	Radiology	Radiographie	Radiología	Radiologija
Remissione	Remission	Rémission	Fase de remisión	Stadij mirovanja bolesti (remisija)
Reparto di malattie infettive	Infectious disease unit	Salle maladies infectieuses	Pabellón de enfermedades infecciosas	Zarazni odjel
Reparto di oftalmologia	Ophtalmology ward	Salle d'ophtalmologie	Sala de oftalmología	Očni odjel
Reparto polmonare	Pulmonary ward	Salle de pneumologie	Sala de neumología	Plućni odjel
Resezione transuretrale della prostata	Transurethral resection of the prostate	Résection transurétrale de la prostate	Resección transuretral de la próstata	Transuretralna resekcija prostate
Respiratore	Respirator	Appareil respiratoire	Aparato respiratorio	Aparat za disanje (respirator)
Respirazione artificiale	Artificial respiration	Ventilation artificielle	Respiración artificial	Umjetno disanje
Riabilitazione	Rehabilitation (rehab)	Réhabilitation	Rehabilitación	Rehabilitacija
Rianimazione	Reanimation	Réanimation	Reanimación	Oživljavanje (reanimacija)
Ricevente di trapianto	Recipient of an organ	Receveur de greffe	Receptor de un órgano	Primatelj organa
Rinologia	Rhinology	Rhinologie	Rinología	Rinologija
Riposo a letto	Bed rest	Repos au lit	Guardar cama	Mirovanje u krevetu
Rottami	Debris	Débris	Materia de desperdicio	Otpad (otpadni proizvod)
Sala d'aspetto	Waiting-room	Salle d'attente	Sala de espera	Čekaonica
Sala da pranzo (cenàcolo)	Dining-room	Salle à manger	Comedor	Blagavaonica
Sala operatoria	Operating room	Bloc opératoire	Quirófano	Operacijska sala
Sanare (guarire, recuperare)	Recover (heal)	Se remettre (se guérir)	Reponerse (recuperarse)	Ozdraviti
Scalpello	Scalpel	Scalpel	Escalpelo	Skalpel
Sciacquare	Rinse	Rincer	Lavar	Isprati
Secchia	Wash basin	Cuvette	Palangana (ajofaina)	Lavor
Schiavina	Blanket	Couverture	Manta (cobija)	Deka
Sedia a rotelle (carrozzella)	Wheelchair	Fauteuil roulant (chariot, charrette)	Silla de ruedas	Invalidska kolica
Sedia portantina	Escape chair	Chaise d'évacuation	Silla de evacuación	Sjedalica za evakuaciju
Serbatoio di ossigeno	Oxygen storage tank	Réservoir d'oxygène	Tanque de oxígeno	Boca s kisikom
Servizio di urgenza ed emergenza medica	Emergency medical services	Aide médicale urgente	Servicios médicos de emergencia	Hitna služba
Shunt	Shunt	Pontage (shunt)	Shunt	Spoj (skretnica)
Somministrazione dei farmaci	Administration of drugs	Administration des médicaments	Administración de fármacos	Davanje lijekova
Sonda	Sonde	Sonde	Sonda	Sonda
Sonda gastrica per nutrizione	Feeding tube	Sonde d'alimentation	Sonda de alimentación	Sonda za hranjenje

Italiano	Inglese	Francese	Spagnolo	Croato
Sovrascarpe protettive	Protection shoe cover	Sur-chaussures à usage unique	Cubrezapatos	Zaštitna navlaka za obuću
Spugna	Sponge	Éponge	Esponja	Spužva
Sputare	Spit	Cracher	Escupir	Pljunuti
Stanza da terapia intensiva	Intensive care unit	Unité de soins intensifs	Unidad de cuidados intensivos	Jedinica intenzivne njege
Sterile	Sterile (aseptic)	Stérile	Estéril	Sterilno
Sterilizzazione	Sterilization	Stérilisation	Esterilización	Sterilizacija
Stetofon endoscopio	Stethoscop	Stéthoscope	Estetoscopio	Stetoskop
Suturare la ferita	Wound stitching	Suture de la plaie	Suturar la herida	Šivanje rane
Talloniere e gomitiere antidecubito	Heel and elbow protectors	Talonnières et coudières	Protectores talón/codo antiescaras	Zaštitnici za pete i laktove
Tavolo (scrivania)	Table (desk)	Table	Mesa (escritorio)	Stol
Tè	Tea	Thé	Té	Čaj
Terapia	Therapy	Thérapie (traitement curatif)	Tratamiento (terapia)	Liječenje (terapija)
Terapiaintensiva	Intensive care	Soins intensifs	Cuidados intensivos	Intenzivna njega
Terapia semi-intensiva	Semi-intensive care	Soins semi-intensifs	Cuidados semi-intensivos	Poluintenzivna njega
Terapista occupazionale	Occupational therapist	Ergothérapeute	Terapeuta ocupacional	Radni terapeut
Trapano (trivella)	Drill	Perceuse	Taladro	Bušilica
Trapianto	Transplantation	Greffe (transplantation)	Trasplante	Presađivanje (transplantacija)
Trasfusione	Transfusion	Transfusion	Transfusión	Transfuzija
Trauma	Trauma	Trauma	Trauma	Trauma
Trazione	Traction	Traction	Tracción	Trakcija
Tubo d'aspirazione	Suction catheter	Cathéter à succion	Catéter de succión	Usisni kateter
Tubo di drenaggio	Drain tube	Drain	Sonda de drenaje	Dren
Tubo endotracheale	Endotracheal tube	Sonde d'intubation endotrachéale	Sonda endotraqueal	Endotrahealna kanila
Ufficio del medico	Doctor's office	Bureau du médecin	Consultorio de médico	Liječnička ambulanta
Urinazione	Urination (voiding)	Miction	Micción	Mokrenje (uriniranje)
Urologia	Urology	Urologie	Urología	Urologija
Uso del gabinetto	Using a toilet	Aller aux toilettes	Ir al servicio	Obaviti nuždu
Vaccinazione (inoculazione)	Vaccination (inoculation)	Vaccination (inoculation)	Vacunación	Cijepljenje
Vasectomia	Surgical sterilization of a man (vasectomy)	Ligature des canaux déférents des testicules (vasectomie)	Esterilización quirúrgica masculina (vasectomía)	Kirurška sterilizacija muškarca (vazektomija)
Vaso da notte (pitale)	Chamber-pot	Pot de chambre	Orinal	Noćna posuda
Vaso sanitario	Toilet (lavatory)	Toilette (cabinet)	Servicio	Nužnik
Visita	Visit	Visite	Visita	Posjeta
ESAMI MEDICI:	**MEDICAL EXAMS:**	**EXAMENS MÉDICAUX:**	**EXÁMENES MÉDICOS:**	**MEDICINSKE PRETRAGE:**
Agoaspirato (biopsia mediante ago sottile)	Fine needle aspiration biopsy	Forage-biopsie	Punción aspiración con aguja fina	Punkcijsko-aspiracijska biopsija
Agoaspirato polmonare percutaneo transtoracico	Transthoracic percutaneous fine needle aspiration	Ponction transthoracique percutanée à l'aiguille fine	Punción transtorácica aspirativa con aguja ultrafina	Perkutana transtorakalna punkcija pluća
Amniocentesi	Amniocentesis	Amniocentèse	Amniocentesis	Amniocenteza
Analisi chimiche delle urine	Urine chemical analysis	Analyse chimique de l'urine	Análisis químico de orina	Kemijska analiza urina
Analisi dei gas nel sangue (emogas analisi)	Blood gas test	Prélèvement des gaz du sang	Prueba de gases en la sangre	Analiza plinova u krvi
Analisi del DNA	DNA analysis	Analyse de l'ADN	Análisis de DNA	DNK analiza
Analisi del liquido cerebro-spinale	Cerebrospinal fluid analysis	Analyse du liquide céphalo-rachidien	Análisis del líquido cefalorraquídeo	Pregled likvora
Angiografia	Angiography	Angiographie	Angiografia	Angiografija

Italiano	Inglese	Francese	Spagnolo	Croato
Angiografia cerebrale	Cerebral angiography	Angiographie cérébrale	Angiografia cerebral	Cerebralna angiografija
Angiografia con cateterismo	Catheter angiography	Angiographie interventionnelle utilisant un cathéter	Angiografia por catéter	Kateterska angiografija
Angiografia digitale a sottrazione	Digital subtraction angiography	Angiographie numérique	Angiografia de sustracción digital	Digitalna supstrakcijska angiografija
Angiografia polmonare	Pulmonary angiography	Angiographie pulmonaire	Angiografia pulmonar	Pulmonalna angiografija
Angiografia spinale	Spinal angiography	Angiographie spinale	Angiografia espinal	Spinalna angiografija
Anoscopia	Anoscopy	Anuscopie	Anoscopía	Anoskopija
Antibiogramma	Antibiogram	Antibiogramme	Antibiograma	Antibiogram
Antigene carcino-embrionario (CEA)	Carcinoembryonic antigen (CEA)	Antigène carcino-embryonnaire (ACE)	Antigeno carcinoembrionario	Karcinoembrionski antigen (CEA)
Aortografia	Aortography	Aortographie	Aortografia	Aortografija
Arteriografia	Arteriography	Artériographie	Arteriografia	Arteriografija
Artrografia	Joint X-ray (arthrography)	Arthrographie	Artrografia	Rendgensko snimanje zgloba
Artroscopia	Arthroscopy	Arthroscopie	Artroscopia	Artroskopija
Aspartato transaminasi (SGOT)	Aspartate transaminase (SGOT)	Aspartate transaminase (SGOT)	Aspartato aminotransferasa (AST, transaminasa glutámico-oxalacética GOT)	Transaminaze u serumu
Audiometria	Audiometry	Audiométrie	Audiometría	Audiometrija
Audiometria di discorso	Speech audiometry	Audiométrie vocale	Audiometría del habla	Govorna audiometrija
Azoto ureico nel sangue (BUN)	Blood urea nitrogen test (BUN)	Azote d'urée dans le sang	Nitrógeno ureico en sangre (BUN)	Ostatni dušik u krvi (urea nitrogen test)
Biligrafia venosa	Intravenous biligraphy	Biligraphie intraveineuse	Biligrafia intravenosa	Intravenozna biligrafija
Biomarcatore	Biomarker	Biomarqueur	Marcador biológico	Biomarker
Biopsia	Biopsy	Biopsie	Biopsia	Biopsija
Biopsia cerebrale (biopsia dei ventricoli cerebrali)	Brain ventricle biopsy	Biopsie d'un ventricule cérébral	Biopsia cerebral	Biopsija moždanih klijetki (ventrikulopunkcija)
Biopsia cutanea	Skin biopsy	Biopsie de peau	Biopsia de piel	Biopsija kože
Biopsia del linfonodo	Lymph node biopsy	Biopsie du ganglion lymphatoque	Biopsia de ganglio linfático	Biopsija limfnog čvora
Biopsia del midollo osseo	Bone marrow biopsy	Biopsie ostéomédullaire	Biopsia de médula ósea	Biopsija koštane srži
Biopsia della tiroide	Thyroid biopsy	Biopsie thyroïdienne	Biopsia de tiroides	Biopsija štitnjače
Biopsia endometriale	Endometrial biopsy	Biopsie endométriale	Biopsia endometrial	Biopsija endometrija
Biopsia epatica	Liver biopsy	Biopsie du foie	Biopsia hepática	Biopsija jetre
Biopsia pleurica	Pleural biopsy	Biopsie pleurale	Biopsia pleural	Biopsija pleure
Biopsia renale	Kidney biopsy	Biopsie rénale	Biopsia renal	Biopsija bubrega
Biopsia stereotassica	Stereotactic biopsy	Biopsie stéréotaxique	Biopsia estereotáctica	Stereotaktična biopsija
Broncografia	Bronchography	Bronchographie	Broncografía	Bronhografija
Broncoscopia	Bronchoscopy	Bronchoscopie	Broncoscopia	Bronhoskopija
CA 125 (antigene di carcinoma 125)	CA 125 (cancer antigen 125)	Antigène de cancer CA 125	Marcador tumoral CA 125	CA 125 (karcinomski antigen 125)
CA 19-9 (antigene carboidratico)	CA 19-9 (carbohydrate antigen)	Antigène de cancer CA 19-9 (antigène d'hydrate de carbone)	CA 19-9 (antígeno carbohidrato 19-9)	CA 19-9 (karbohidratni antigen)
Cardiotocografia	Cardiotocography	Cardiotocographie	Cardiotocografia	Kardiotokografija
Cariotipo	Karyotype	Caryotype	Cariotipo	Kariotip
Cateterismo cardiaco (angiocardiografia)	Cardiac catheterization (heart cath, angiocardiography)	Cathétérisme cardiaque	Cateterismo cardiaco	Kateterizacija srca (angiokardiografija)
Cefalometria	Cephalometry	Céphalométrie	Cefalometría	Cefalometrija
Cistografia	Cystography	Cystographie	Cistografia	Cistografija
Cistoscopia	Cystoscopy	Cystoscopie	Cistoscopia	Cistoskopija

Italiano	Inglese	Francese	Spagnolo	Croato
Colangiopancreatografia endoscopica retrograda	Endoscopic retrograde cholangiopancreatography (ERCP)	Cholangiopancréatographie rétrograde endoscopique	Colangiopancreatografía retrógrada endoscópica	Endoskopska retrogradna kolangiopankreatografija (ERCP)
Colangiografia	Cholangiography	Cholangiographie	Colangiografía	Kolangiografija
Colecistografia orale	Oral cholecystography	Cholécystographie orale	Colecistografía oral	Rendgensko snimanje žučnog mjehura s kontrastom (peroralna kolecistografija)
Colonscopia	Colonoscopy	Colonoscopie	Colonoscopia	Kolonoskopija
Colposcopia	Colposcopy	Colposcopie	Colposcopia	Kolposkopija
Coltura del liquor	Cerebrospinal fluid culture	Culture du liquide cérébro-spinal	Cultivo de líquido cefalorraquídeo	Mikrobiološki pregled likvora
Coltura di gola	Throat swab culture	Culture de gorge avec le coton-tige	Exudado faríngeo	Mikrobiološki pregled brisa grla
Coltura di microrganismi	Microbiological culture	Culture microbiologique	Cultivo	Mikrobiološki pregled (kultura)
Coltura di sputo	Sputum culture	Culture de crachat	Cultivo de esputo	Mikrobiološki pregled ispljuvka
Coltura vaginale	Vaginal swab culture	Culture vaginale	Cultivo vaginal	Mikrobiološki pregled brisa rodnice
Concentrazione del glucosio nel plasma	Blood sugar concetration (glucose level)	Taux de la glycémie	Concentración de glucosa en sangre	Šećer u krvi
Conizzazione	Cervical conization	Conisation	Conización	Konizacija
Coronarografia	Coronary catheterization (coronarography)	Coronarographie	Coronariografía	Koronarografija
Craniografia	Skull X-ray (craniography)	Craniographie	Craneografía	Rendgensko snimanje lubanje
Defecografia	Defecography	Défécographie	Defecografía	Defekografija
Densità minerale ossea	Bone densitometry (dual en-ergy X-ray absorpriometry)	Ostéodensitométrie	Densitometría ósea	Denzitometrija kostiju (apsorpciometrija kostiju)
Dermatoscopia (dermoscopia)	Dermatoscopy (dermoscopy)	Dermatoscopie (dermoscopie)	Dermatoscopia	Dermatoskopija (dermoskopija)
Diagnosi differenziale	Differential diagnosis	Diagnostic différentiel	Diagnóstico diferencial	Diferencijalna dijagnoza
Dilatazione delle pupille provocando con tropicamide	Drug induced pupillary dilatation	Dilatation des pupilles provoquée par les médicaments	Dilatación pupilar inducida por fármacos	Širenje zjenica potaknuto lijekovima
Ecocardiografia	Cardiac ultrasound (echocardiography)	Échocardiographie	Ecocardiografía	Ultrazvuk srca (ehokardiografija)
Ecocardiografia doppler	Doppler echocardiography	Échocardiographie-doppler	Ecocardiografía doppler	Ultrazvuk srca s dopplerom
Ecoencefalografia	Echoencephalography	Échoencéphalographie	Ecoencefalografía	Ehoencefalografija
Ecografia	Ultrasound (medical ultrasonography)	Échographie	Ultrasonografía (ecografía)	Ultrazvuk
Ecografia addominale	Abdominal ultrasound	Échographie abdominale	Ecografía abdominal (ultrasonido abdominal)	Ultrazvuk abdomena
Ecografia colecisti e vie biliari	Ultrasound of the gallbladder and bile ducts	Échographie la vésicule biliaire et les voies biliaires	Ecografía de vesícula y vías biliares	Ultrazvuk žuči i žučnih vodova
Ecografia della tiroide	Thyroid ultrasound	Échographie thyroïdienne	Ecografía de la tiroides (ultrasonido de la tiroides)	Ultrazvuk štitnjače
Ecografia epatica	Liver ultrasound	Échographie du foie (échographie hépatique)	Ecografía hepática (ultrasonido hepático)	Ultrazvuk jetre
Ecografia mammaria	Breast ultrasound	Échographie mammaire	Ecografía de mama (ultrasonido de mama)	Ultrazvuk dojke

Italiano	Inglese	Francese	Spagnolo	Croato
Ecografia pancreatica	Pancreas ultrasound	Échographie du pancréas	Ecografia de páncreas (ultrasonido de páncreas)	Ultrazvuk gušterače
Ecografia renale	Renal ultrasound	Échographie rénale	Ecografia renal (ultrasonido renal)	Ultrazvuk bubrega
Elettrocardiografia	Electrocardiography (ECG)	Électrocardiographie (ECG)	Electrocardiografia (ECG, EKG)	Elektrokardiografija (EKG)
Elettroencefalografia	Electroencephalography (EEG)	Électro-encéphalographie (EEG)	Electroencefalografia	Elektroencefalografija (EEG)
Elettroforesi delle sieroproteine	Serum protein electrophoresis	Électrophorèse des protéines	Electroforesis de proteínas séricas	Elektroforeza proteina u serumu
Elettromiografia	Electromyography (EMG)	Électromyographie	Electromiografia	Elektromiografija (EMG)
Elettroneurografia	Electroneurography	Électroneurographie	Electroneurografia	Elektroneurografija
Elettroretinografia	Electroretinography	Électrorétinographie	Electrorretinografia	Elektroretinografija
Ematocrito	Hematocrit	Hématocrite	Hematocrito	Hematokrit
Emocoltura	Blood culture	Hémoculture	Hemocultivo	Mikrobiološki pregled krvi (hemokultura)
Emocromo (analisi del sangue, esame emocromocitometrico)	Complete blood count	Hémogramme (numération formule sanguine)	Hemograma (conteo sanguíneo completo)	Kompletna krvna slika
Endoscopia	Endoscopy	Endoscopie	Endoscopia	Endoskopija
Enteroscopia	Enteroscopy	Entéroscopie	Enteroscopia	Enteroskopija
Ergometria (ECG sotto sforzo)	Ergometry test	Ergométrie	Ergometria	Test opterećenja (ergometrija)
Esame chimico di succo gastrico	Gastric juice chemical examination	Analyse chimique du suc gastrique	Análisis químico del jugo gástrico	Kemijski pregled želučanog soka
Esame del fundus oculi	Dilated fundus examination	Fond d'oeil	Exámen dilatado de fundus	Pregled očnog fundusa
Esame della mammella	Breast examination	Examen du sein	Exploración física de mama	Pregled dojke
Esame delle urine peso specifico	Urine specific gravity	Poids spécifique de l'urine	Gravedad especifica de la orina	Specifična težina urina
Esame ginecologico	Gynecological examination	Examen gynécologique	Examen ginecológico	Ginekoliški pregled
Esami di laboratorio	Laboratory tests	Analyse médicale (examens de biologie médicale)	Pruebas de laboratorio	Laboratorijske pretrage
Esami sierologici	Serology blood tests	Analyse sérologique	Pruebas de serología	Serološke pretrage na antitijela
Esofagogastroduodenoscopia	Esophagogastroduodenoscopy	Endoscopie oeso-gastro-duodénale	Esofagogastroduodenoscopia	Ezofagogastrodoudenoskopija
Esplorazione rettale	Rectal examination	Toucher rectal	Tacto rectal	Rektalni pregled
Flebografia	Phlebography	Phlébographie	Flebografia	Venografija (flebografija)
Fluoroscopia	Fluoroscopy	Fluoroscopie	Fluoroscopia	Fluoroskopija
Fosfatasi alcalina totale	Alkaline phosphatase	Phosphatase alcaline	Fosfatasa alcalina	Alkalna fosfataza
Gastroscopia	Gastroscopy	Gastroscopie	Gastroscopia	Gastroskopija
Glucosio nelle urine	Glucose urine test	Test du sucre dans les urines	Examen de glucosa en orina	Šećer u urinu
Gonioscopia	Gonioscopy	Gonioscopie	Gonioscopia	Gonioskopija
HbsAg (antigene di superficie dell'epatite B)	HbsAg (Hepatitis B surface antigen)	Antigène HbsAg (antigène de surface du virus de l'hépatite B)	HbsAg (antigeno de superficie de la hepatitis B)	HbsAg (hepatitis B površinski antigen)
Imaging a risonanza magnetica (risonanza magnetica tomografica)	Magnetic resonance imaging (MRI)	Imagerie par résonance magnétique (IRM)	Imagen por resonancia magnética (IRM)	Magnetska rezonancija (MR)

Italiano	Inglese	Francese	Spagnolo	Croato
Indagini radiologiche del colon con clisma opaco a doppio contrasto	Barium enema	Lavement baryté	Enema de bario con doble contraste	Rendgensko snimanje debelog crijeva i rektuma s kontrastom barija
Isterosalpingografia	Hysterosalpingography	Hystérosalpingographie	Histerosalpingografia	Rendgensko snimanje maternice i jajovoda
Isteroscopia	Hysterescopy	Hystéroscopie	Histeroscopia	Histeroskopija
Laboratorio	Laboratory (lab)	Laboratoire	Laboratorio	Laboratorij
Laparoscopia	Laparoscopy	Laparoscopie	Laparoscopia	Laparoskopija
Laringoscopia	Laryngoscopy	Laryngoscopie	Laringoscopia	Laringoskopija
Linfangiografia (linfografia)	Lymphography (lymphangiography)	Lymphographie	Linfografia	Limfografija
Magnetoencefalografia	Magnetoencephalography (MEG)	Magnétoencéphalographie	Magnetoencefalografia	Magnetoencefalografija (MEG)
Mammografia (mastografia)	Mammography	Mammographie	Mamografia	Mamografija
Manometria esofagea	Esophageal manometry	Manométrie oesophagienne	Manometria esofágica	Manometrija jednjaka
Mantoux test	Mantoux test (PPD test)	Test Mantoux (test PPD)	Test de Mantoux (PPD)	Tuberkulinski kožni test
Marker tumorale	Tumor marker	Marqueur tumoral	Marcador tumoral	Tumorski marker
Mediastinoscopia	Mediastinoscopy	Médiastinoscopie	Mediastinoscopia	Medijastinoskopija
Medicina nucleare	Radioisotope scanning (nuclear medicine)	Médicine nucléaire	Medicina nuclear	Radioizotopna dijagnostika
Mezzo di contrasto	Contrast medium	Produit de contraste	Medio de contraste	Kontrast
Mielografia	Myelography	Myélographie	Mielografia	Mijelografija
Mielografia lombare	Lumbar myelography	Myélographie lombaire	Mielografia lumbar	Lumbalna mijelografija
Mielografia sotto-occipitale	Suboccipital myelography	Myélographie sous-occipitale	Mielografia cervical suboccipital	Subokcipitalna mijelografija
Misurazione del polso	Pulse monitoring	Prise de pouls	Comprobación del pulso	Mjerenje pulsa
Misurazione della pressione arteriosa	Blood pressure monitoring	Monitoring de la pression artérielle	Monitorización de la presión arterial	Mjerenje krvnog pritiska
Oftalmoscopia	Ophtalmoscopy	Ophtalmoscopie	Oftalmoscopia	Oftalmoskopija
Otoscopia	Otoscopy	Otoscopie	Otoscopia	Otoskopija
Patch test	Patch test	Patch test	Prueba de emplasto (prueba del parche)	Kožni alergološki test flasterom
Pelvigrafia	Pelvigraphy	Pelvigraphie	Pelvigrafia	Rendgensko snimanje zdjelice i porodajnog kanala
Pelvimetria	Pelvimetry	Pelvimétrie	Pelvimetria	Pelvimetrija
Perimetria	Perimetry	Périmétrie	Campimetria (perimetria)	Perimetrija
Pielografia retrograda	Retrograde pyelography	Urétéro-pyélographie rétrograde	Pielografia retrógrada	Retrogradna pijelografija
Pletismografia	Plethysmography	Pléthysmographie	Pletismografia	Pletizmografija
Pneumoencefalografia	Pneumoencephalography	Encéphalographie gazeuse	Neumoencefalografia	Pneumoencefalografija
Polisonnografia	Polysomnography (sleep study)	Polysomnographie (polygraphie du sommeil)	Polisomnografia	Polisomnografija (viseparametarski test u pracenju procesa sna)
Pressione venosa centrale	Central venous pressure (CVP)	Pression veineuse centrale	Presión venosa central	Centralni venozni pritisak (CVP)
Proteine nelle urine	Urine protein test	Protéines dans les urines	Proteínas en la orina	Bjelančevine u urinu
Prova della benzidina	Benzidine stool test	Analyse fécale de benzidine	Prueba de la bencidina	Benzidinski test stolice
Prova di Weber	Weber test	Test de Weber	Prueba de Weber	Weberov test
Punteggio del coma di Glasgow	Glasgow coma scale	Échelle de Glasgow	Escala de coma de Glasgow	Glasgowska skala kome
Puntura lombare (rachicentesi)	Lumbar puncture	Ponction lombaire (rachicentèse)	Punción lumbar	Lumbalna punkcija

Italiano	Inglese	Francese	Spagnolo	Croato
Puntura suboccipitale	Suboccipital puncture	Ponction sous-occipitale	Punción suboccipital	Subokcipitalna punkcija
Radiografia	X-ray (radiography)	Radiographie	Radiografia	Rendgen
Radiografia del torace	Chest X-ray	Radiographie de thorax	Radiografía de tórax	Rendgensko snimanje srca i pluća
Radiografia della colonna vertebrale	Spine X-ray (spine radiography)	Radiographie de la colonne vertébrale	Radiografía de la columna vertebral (radiografia vertebral)	Rendgensko snimanje kralježnice
Radiografia dentale	Dental X-ray	Radiographie dentaire	Radiografía dental	Rendgensko snimanje zuba
Radiografia gastroduodenale con pasto baritato	Barium meal (upper gastrointestinal series)	Radiographie de l'abdomen en bouillie de sulfate de baryum	Radiografía de esófago, estómago y duodeno tomada con comida baritada	Rendgensko snimanje želuca i dvanaesnika barijevom kašom
Radiografia ossea	Bone X-ray (bone radiography)	Radiographie des os	Radiografía de hueso (radiografía ósea)	Rendgensko snimanje kostiju
Rettoscopia	Rectoscopy	Rectoscopie	Rectoscopia	Rektoskopija
Riflesso patellare	Patellar reflex	Réflexe rotulien	Reflejo patelar	Patelarni refleks
Rifrattometria	Refractometry	Réfractométrie	Refractomería	Ispitivanje refrakcije
Risonanza magnetica funzionale	Functional magnetic resonance imaging (functional MRI)	Imagerie par résonance magnétique fonctionnelle (IRMf)	Imagen por resonancia magnética funcional (IRMf)	Funkcionalna magnetska rezonancija (FMR)
Rose Waaler test	Rose Waaler test	Réaction de Waaler Rose	Test de Waaler-Rose	Rose Waaler test
Scintigrafia epatobiliare con tecnezio -99m	Hepatobiliary scintigraphy with technetium -99m	Scintigraphie hépatobiliaire au Technétium 99m	Gammagrafia hepatobiliar con tecnecio 99m	Scintigrafija jetre i žučnih vodova radioaktivnim izotopima
Scintigrafia ossea	Bone scintigraphy	Scintigraphie osseuse	Gammagrafia ósea	Scintigrafija kostiju
Scintigrafia polmonare	Lung scintigraphy	Scintigraphie pulmonaire	Gammagrafia pulmonar	Scintigrafija pluća
Scintigrafia renale	Renal scintigraphy	Scintigraphie rénale	Gammagrafia renal	Scintigrafija bubrega
Scintigrafia splenica con tecnezio -99m	Spleen scintigraphy with technetium -99m	Scintigraphie splénique au Technétium 99m	Gammagrafia de bazo con tecnecio 99m	Scintigrafija slezene radioaktivnim izotopima
Scintigrafia tiroidea	Thyroid scintigraphy	Scintigraphie thyroïdienne	Gammagrafia tiroidea	Scintigrafija štitnjače
Semenogelasi (antigene prostatico specifico)	Prostate specific antigen	Antigène prostatique spécifique	Antígeno prostático específico	Prostatični specifični antigen (PSA)
Seroalbumina	Serum albumin	Albumine dans le sang	Albúmina en la sangre	Albumin u serumu
Sialografia (scialografia)	Sialography	Sialographie	Sialografia	Sijalografija
Sigmoidoscopia	Sigmoidoscopy	Sigmoïdoscopie	Sigmoidoscopia	Sigmoidoskopija
Spermiogramma	Semen analysis	Spermogramme	Espermiograma	Spermogram
Spirometria (pneumometria)	Spirometry (vital capacity test)	Spirométrie	Espirometria	Spirometrija (mjerenje vitalnog kapaciteta)
Tempo di protrombina	Prothrombin time	Taux de prothrombine	Tiempo de protrombina	Protrombinski indeks
Tempo di tromboplastina parziale	Partial thromboplastin time (PTT)	Temps de céphaline activée (TCA)	Tiempo de trombopla-stina parcial activado	Parcijalno tromboplastinsko vrijeme (PTT)
Test alfa-fetoproteina	Alpha-fetoprotein test (AFP test)	Test d'alpha-foetoprotéine	Prueba de alfa-fetoproteina	Alfafetoproteinski test (AFP)
Test alla fenolsulfonftaleina	Phenolsulfonphthale-in test (PSP test)	Épruve à la phénosulfonphtaléine	Prueba de la fenolsulfonftaleina	Fenolsulfoftaleinski test (PSP-test)
Test biochimici di sangue	Biochemical blood tests	Analyse de biochimie du sang	Exámenes bioquimicos de sangre	Biokemijski pretrage krvi
Test cutaneo per le allergie "prick test"	Skin allergy testing (prick test)	Test de la piqûre	Test cutaneos de alergia (prick)	Alergološko testiranje kože (prick test)

Italiano	Inglese	Francese	Spagnolo	Croato
Test del respiro (urea breath test)	Urea breath test	Test respiratoire à l'urée	Prueba del aliento con urea	Urea izdisajni test
Test della bilirubina	Serum bilirubin	Diagnostic différentiel pour bilirubine sérique	Análisis de bilirrubina sérica	Bilirubin u serumu
Test della bromosulfaleina di funzionalità epatica	Bromsulphalein liver function test	Test de la bromesulfonephtaléine	Prueba de la función hepática con bromosulfaleína	Brom-sulfalein test funkcije jetre
Test di agglutinazione	Agglutination tests	Test d'agglutination	Análisis de aglutinación	Test aglutinacije
Test di captazione tiroidea dello iodio 131	Iodine-131 thyroid test	Fixation thyroïdienne de l'iode 131	Captación tiroidea de 131 yodo	Test štitnjače na provodljivost radioaktivnog joda 131
Test di Coombs indiretto	Indirect Coombs test	Réaction de Coombs indirecte	Prueba de Coombs indirecta	Indirektni Coombsov test
Test di funzionalità epatica	Liver function tests	Explorations fonctionnelles hépatiques	Pruebas de función hepática	Funkcionalne pretrage jetre
Test di gravidanza	Pregnancy test	Test de grossesse	Pruebas de embarazo	Test na trudnoću
Test di ormoni tiroidei nel sangue	Thyroid blood tests	Taux d'hormones thyroïdiennes dans le sang	Concetración de hormonas tiroideas en sangre	Test na hormone štitnjače u krvi
Test di Papanicolaou (Pap test)	Papanicolau test (Pap test)	Test PAP	Prueba de Papanicolau	Papa-test (Papanicolaouova klasifikacija)
Test orale di tolleranca al glucosio (OGTT, curva da carico orale di glucosio)	Oral glucose tolerance test (OGTT)	Test de tolérance orale au glucose (TTOG)	Test de tolerancia oral a la glucosa	Oralni test tolerancije na glukozu (OGTT)
Test rapido dello streptococco	Rapid strep test	Test de diagnostic rapide du streptocoque	Prueba rápida para estreptococo	Brzi test na streptokok (strep-test)
Timpanocentesi	Tympanocentesis	Tympanocentese	Timpanocentesis	Timpanocenteza
Timpanometria	Tympanometry	Tympanométrie	Timpanometria	Timpanometrija
Tomografia	Tomography	Tomographie	Tomografia	Tomografija
Tomografia ad emissione di positroni	Positron emission tomography	Tomographie par émission de positrons	Tomografia por emisión de positrones	Pozitronska emisijska tomografija (PET)
Tomografia computerizzata (TC)	Computed tomography (CT)	Tomodensitométrie (TDM)	Tomografia computada	Kompjuterizirana tomografija (CT)
Tonometria	Tonometry	Tonométrie oculaire	Tonometria	Tonometrija oka
Toracoscopia	Thoracoscopy	Thoracoscopie	Toracoscopia	Torakoskopija
Ultrasuono ad alta intensità focalizzato	High intensity focused ultrasound	Ultrasons focalisés de haute intensité	Ultrasonido focalizado de alta intensidad (HIFU)	Fokusirani ultrazvuk visokog intenziteta
Urea clearance (clearance dell'urea)	Urea clearance test	Épruve d'élimination de l'urée sanguine	Prueba de aclaramiento de urea sanguínea	Urea klirens
Ureteroscopia	Ureteroscopy	Urétéroscopie	Ureteroscopía	Ureteroskopija
Uretrografia	Urethrography	Urétrographie	Uretrografia	Uretrografija
Urinocoltura	Urine culture	Uroculture	Urocultivo	Mikrobiološki pregled mokraće (urinokultura)
Urobilinogeno nelle urine	Urobilinogen in urine	Urobilinogène dans les urines	Urobilinógeno en orina	Urobilinogen u urinu
Urografia	Pyelography	Urographie	Urografia	Pijelografija (urografija)
Urografia intravenosa (pielografia intravenosa)	Intravenous pyelography	Urographie intra-veineuse	Urografia intravenosa	Intravenozna pijelografija (i.v. Urografija)
Velocità di eritrosedimentazione	Erythrocyte sedimentation rate	Vitesse de sédimentation	Velocidad de sedimentación globular	Sedimentacija eritrocita
Ventricolografia	Ventriculography	Ventriculographie	Ventriculografia	Ventrikulografija

Italiano	Inglese	Francese	Spagnolo	Croato
Volume urinario residuo	Post-void residual urine volume	Volume urinaire résiduel	Volumen residual de orina	Ostatni urin (rezidualni urin)
GRAVIDANZA ED OSTETRICIA:	**PREGNANCY AND OBSTETRICS:**	**GROSSESSE ET OBSTÉTRIQUE:**	**EMBARAZO Y OBSTETRICIA:**	**TRUDNOĆA I PORODNIŠTVO:**
Aborto abituale	Habitual abortion (recurrent miscarriage)	Avortement à répétition	Aborto habitual	Habitualni pobačaj
Aborto spontaneo	Spontaneous abortion (miscarriage)	Fausse couche	Aborto espontáneo	Spontani pobačaj
Amniocentesi	Amniocentesis	Amniocentèse	Amniocentesis	Amniocenteza
Amnios	Amniotic sac	Amnios (sac amniotique)	Saco amniótico	Vodenjak
Amnioscopia	Amnioscopy	Amnioscopie	Amnioscopia	Amnioskopija
Anomalie di sviluppo fetale (anomalie fetali)	Fetal anomalies (fetal abnormalities)	Anomalies foetales	Anomalías fetales	Anomalije fetusa
Anomalie uterine	Uterine anomalies	Malformations utérines	Malformaciones uterinas	Anomalije maternice
Aspiratore a vuoto	Vacuum extractor (ventouse)	Vacuum extractor	Aspirador al vacío	Vakuumski ekstraktor
Asportazione chirurgica dell'utero (isterectomia)	Surgical removal of the uterus (hysterectomy)	Enlèvement chirurgical de l'uterus (hystérectomie)	Extracción quirúrgica del útero (histerectomía)	Kirurško odstranjenje maternice (histerektomija)
Assenza di mestruazioni (amenorrea)	Absence of menstrual period (amenorrhea)	Absence des règles (aménorrhée)	Ausencia de la menstru-ación (amenorrea)	Izostanak mjesečnice (amenoreja)
Banca del seme	Sperm bank	Banque du sperme	Banco de semen	Banka sperme
Blastocisti	Blastocyst	Blastocyste	Blastocisto	Blastocista
Canale del parto	Birth canal	Canal utérin	Canal del parto	Porodni kanal
Capezzolo	Nipple	Mamelon (papille)	Pezón	Bradavica
Cardiotocografia	Cardiotocography	Cardiotocographie	Cardiotocografía	Kardiotokografija
Ciclo mestruale	Menstrual cycle	Cycle menstruel	Ciclo menstrual	Menstruacijski ciklus
Clinica ostetrica	Maternity hospital	Maternité	Hospital de maternidad	Rodilište
Collo	Neck	Cou	Cuello	Vrat
Complesso TORCH	TORCH infections	Infections TORCH	Infecciones TORCH	TORCH infekcije
Concezione	Conception	Conception (fécondation)	Fecundación (fertilización)	Začeće (oplodnja)
Contrazioni del travaglio	Labor contractions	Contractions utérines du travail	Contracciones del trabajo de parto (contracciones uterinas)	Trudovi
Cordocentesi	Cordocentesis	Cordocentèse	Cordocentesis	Kordocenteza
Coriocarcinoma	Choriocarcinoma	Choriocarcinome	Coriocarcinoma	Koriokarcinom
Corion (corio)	Chorion	Chorion	Corion	Korion
Culatta (deretano)	Breech	Siège	Nalga	Zadak
Depressione post-partum	Postnatal depression (postpartum depression)	Dépression post-natale (dépression post-partum)	Depresión postparto (depresión postnatal)	Postporođajna depresija
Diabete gestazionale	Gestational diabetes	Diabète gestationnel	Diabetes gestacional	Gestacijski dijabetes
Dilatazione della cervice uterina	Cervical dilation	Dilatation cervicale	Dilatación del cuello uterino	Otvaranje ušća maternice
Distacco di placenta (abruptio placentae)	Placental abruption	Abruption placentaire (rupture placentaire)	Desprendimiento prematuro de placenta	Abrupcija posteljice
Dotto galattoforo	Lactiferous duct	Canal galactophore	Conducto mamario (conducto galactóforo)	Mliječni vod
Durata della gravidanza	Duration of pregnancy	Durée de la grossesse	Duración del embarazo	Trajanje trudnoće
Durata di contrazioni	Duration of contraction	Durée de la contraction utérine	Duración de las contracciones uterinas	Trajanje truda
Eclampsia	Eclampsia	Éclampsie	Eclampsia	Eklampsija

Italiano	Inglese	Francese	Spagnolo	Croato
Ecografia	Ultrasound (medical ultrasonography)	Échographie	Ultrasonografia (ecografia)	Ultrazvuk
Edema	Edema	Oedème	Edema (hidropesía)	Edem
Eiaculazione	Ejaculation	Éjaculation	Eyaculación	Ejakulat
Embrione	Embryo	Embryon	Embrión	Embrij (zametak)
Emorragia	Bleeding (haemorrhage)	Saignement (hémorragie)	Desangramiento (hemorragia)	Krvarenje (hemoragija)
Episiotomia	Episiotomy	Épisiotomie	Episiotomia	Kirurško proširenje porođajnog kanala (epiziotomija)
Eritroblastosi fetale (malattia emolitica del neonato)	Hemolytic disease of the newborn	Maladie hémolytique du nouveau-né	Enfermedad hemolítica del recién nacido (eritroblastosis fetal)	Hemolitička bolest novorođenčeta
Espulsione del feto	Expulsion of the baby	Expulsion du bébé	Expulsión del producto	Istiskivanje ploda
Espulsione della placenta	Expulsion of placenta	Expulsion du placenta	Expulsión de la placenta	Istiskivanje posteljice i ovoja
Estrogeno placentare	Placental estrogen	Oestrogène placentaire	Estrógeno de la placenta	Estrogen placente
False contrazioni (contrazioni di Braxton Hicks)	Braxton Hicks contractons	Fausse contraction (contraction de Braxton Hicks)	Contracción de Braxton Hicks	Lažni trudovi
Farmaci abortivi	Abortifacients	Médicaments abortifs	Fármacos abortivos	Abortivni lijekovi
Farmaco con lo scopo di arrestare le contrazioni uterine (tocolisi)	Medication that suppresses premature labor (tocolytic)	Médicament pour interrompre le déclenchement du travail (tocolytique)	Fármaco utilizado para suprimir el trabajo de parto prematuro (tocolítico)	Lijek za sprečavanje trudova (tokolitik)
Fase del parto	Stage of birth	Stade du travail	Etapas del parto	Porodno doba
Febbre puerperale	Puerperal fever	Fièvre puerpérale	Fiebre puerperal	Puerperalna groznica (babinja groznica)
Fecondazione assistita (fecondazione artificiale)	Artificial insemination	Insémination artificielle	Inseminación artificial	Umjetna oplodnja
Fertilizzazione in vitro	In vitro fertilisation	Fécondation in vitro	Fecundación in vitro	Oplodnja in vitro
Feto	Fetus	Foetus	Feto	Fetus
Fetoscopia	Fetoscopy	Foetoscopie	Fetoscopia	Fetoskopija
Follicolo di Graaf	Graafian follicle	Follicule de Graaf	Folículo de Graaf	Graafov folikul
Forcipe	Forceps	Forceps	Fórceps	Forceps (kliješta)
Frequenza di contrazioni uterine	Labor contraction frequency	Fréquence des contractions utérines	Frecuencia de las contracciones uterinas	Frekvencija trudova
Funicolo ombelicale	Umbilical cord	Cordon ombilical	Cordón umbilical	Pupkovina (pupčana vrpca)
Gemelli	Twins	Jumeaux	Gemelos	Blizanci
Gemelli fraterni (gemelli dizigoti)	Dizygotic twins (biovular twins)	Jumeaux dizygotes	Gemelos dicigóticos (mellizos)	Dvojajčani blizanci
Gemell i identici (gemelli monozigoti)	Monozygotic twins (identical twins)	Jumeaux monozygotes	Gemelos monocigóticos	Jednojajčani blizanci
Genitore	Parent	Géniteur	Padre (primario)	Roditelj
Genitore biologico	Biological parent	Parent biologique	Padre biológico	Biološki roditelj
Ginecologia	Gynecology	Gynécologie	Ginecología	Ginekologija
Gonadotropina corionica	Chorion-gonadotrophin	Gonadotrophine chorionique	Gonadotropina coriónica	Korion-gonadotropin
Gravidanza (gestazione)	Pregnancy	Grossesse	Embarazo	Trudnoća
Gravidanza ectopica	Ectopic pregnancy (extrauterine pregnancy)	Grossesse extra-utérine	Embarazo ectópico	Izvanmaternična trudno-ća (ektopična trudnoća)
Gravidanza gemellare	Multiple pregnancy	Grossesse multiple	Embarazo múltiple	Blizanačka trudnoća
Imene	Hymen	Hymen	Himen	Djevičnjak (himen)

Italiano	Inglese	Francese	Spagnolo	Croato
Impianto	Implantation	Implantation	Implatación	Implantacija (usađivanje)
Incubatrice	Incubator	Couveuse (incubateur)	Incubadora	Inkubator
Infezione	Infection	Infection	Infección	Infekcija
Infiammazione del sacco amniotico (corioamniosite)	Inflammation of the fetal membranes (chorioamnionitis)	Chorioamnionite	Infección de las mem-branas placentarias (corioamnionitis)	Upala plodovih ovoja (korioamnionitis)
Infiammazione della vescica urinaria (cistite)	Inflammation of the urinary bladder (cystitis)	Inflammation de la vessie (cystite)	Inflamación de la vejiga urinaria (cistitis)	Upala mokraćnog mjehura (cistitis)
Iniezione intracitoplasmatica dello spermatozoo	Intracytoplasmatic sperm injection	Injection intra-cytoplasmique de spermatozoïdes	Inyección intracitoplasmática de espermatozoides	Intracitoplazmatska spermalna injekcija
Intensità di contrazione	Intensity of contractions	Intensité des contractions utérines	Intensidad de contracciones uterinas	Snaga trudova
Interruzione di gravidanza (aborto)	Abortion (pregnancy termination)	Avortement	Aborto inducido	Prekid trudnoće (abortus)
Iperemia dell'ovaio	Ovarian hyperemia	Hyperhémie ovarienne	Hiperemia del ovario	Hiperemija jajnika
Iperplasia endometriale	Endometrial hyperplasia	Hyperplasie endométriale	Hiperplasia endometrial	Hiperplazija maternice
Ipertensione arteriosa sistemica	High blood pressure (hypertension)	Pression artérielle élevée (hypertension artérielle)	Incremento de la presión sanguínea (hipertensión)	Visoki krvni tlak (hipertenzija)
Ipertrofia dell'utero	Hypertrophy of uterus	Hypertrophie de l'utérus	Hipertrofia del útero	Hipertrofija maternice
Ipotrofia fetale	Fetal hypotrophy	Hypotrophie foetale	Hipotrofia fetal	Fetalna hipotrofija
Lattazione	Lactation	Lactation	Lactancia	Dojenje (laktacija)
Liquido amniotico	Amniotic fluid	Liquide amniotique	Liquido amniótico	Plodna voda (amnijska tekućina)
Lithopedion	Lithopedion (stone baby)	Lithopédion (enfant pétrifié)	Litopedion	Litopedion (okamenjeno dijete)
Lochi	Lochia	Lochies	Loquios	Lohija (iscjedak u babinjama)
Lunghezza di neonato	Body length of a newborn	Taille corporelle du nouveau-né	Talla de un neonato	Dužina novorođenčeta
Macrosomia fetale	Macrosomia (big baby syndrome)	Macrosomie foetale	Macrosomia fetal	Fetalna hipertrofija
Madre	Mother	Mère	Madre	Majka
Malattia di Hirschsprung (ostruzione del colon congenita)	Meconium ileus	Iléus méconial	Enfermedad de Hirschs-prung (megacolon agangliónico)	Mekonijalni ileus
Mammella	Breast	Sein	Mama	Dojka
Mastite puerperale	Puerperal mastitis	Mammite puerpérale	Mastitis puerperal	Puerperalni mastitis
Meconio	Meconium	Méconium	Meconio	Mekonij
Menopausa	Menopause	Ménopause	Menopausia	Menopauza (klimakterij)
Mestruazione	Menstruation	Règle (menstruation)	Menstruación (período)	Menstruacija
Microcefalia	Microcephaly	Microcéphalie	Microcefalia	Mikrocefalija (sitnoglavost)
Mifepristone	Mifepristone	Mifépristone	Mifepristona	Mifepriston
Morula	Morula	Morula	Mórula	Morula
Mucosa interna dell'utero (endometrio)	Inner membrane of the uterus (endometrium)	Muqueuse utérine (endomètre)	Mucosa interior del útero (endometrio)	Sluznica maternice (endometrij)
Nato morto	Stillborn	Mort-né	Nacido muerto	Mrtvorođenče
Nausea	Nausea	Nausée	Náusea	Mučnina
Neonato	Newborn (infant)	Nouveau-né	Neonato (recién nacido)	Novorođenče
Neonato pretermine	Preterm newborn	Nouveau-né prématuré	Recién nacido pre-término	Nedonošće
Neonatologia	Neonatology	Néonatologie	Neonatología	Neonatologija

Italiano	Inglese	Francese	Spagnolo	Croato
Ombelico	Navel (belly button)	Ombilic (nombril)	Ombligo (pupo)	Pupak
Ostetrica (levatrice)	Midwife	Sage-femme	Matrona (matrón)	Babica
Ostetricia	Obstetrics	Obstétrique	Obstetricia	Porodništvo
Ostetrico	Obstetrician	Obstétricien	Tocólogo (obstetra)	Porodničar (opstetičar)
Ovaia (ovario)	Ovary	Ovaire	Ovario	Jajnik
Ovidotto (ovidutto)	Fallopian tube (oviduct)	Trompes de Fallope	Trompa de Falopio (tuba uterina, oviducto)	Jajovod
Ovodonazione	Egg donation	Donneuse d'ovule	Donación de ovocitos	Donacija jajašca
Ovogenesi	Oogenesis	Ovogenèse	Ovogénesis	Ovogeneza (oogeneza)
Ovulazione	Ovulation	Ovulation	Ovulación	Ovulacija
Padre	Father	Père	Padre	Otac
Pannolino	Diaper	Couche-culotte	Pañal	Pelena
Parto	Childbirth	Accouchement (naissance)	Parto	Porod
Parto a termine	Full term birth	Accouchement à terme	Parto a término	Ročni porod
Parto nell'acqua	Water birth	Accouchement dans l'eau	Parto en agua	Porod u vodi
Parto patologico	Pathological birth	Accouchement pathologique	Parto patológico	Patološki porod
Parto post-termine	Postmature birth	Naissance après terme	Parto postérmino	Poslijeročni porod
Parto pretermine	Premature birth	Prématurité	Parto pretérmino	Prijevremeni porod
Parto prolungato	Prolonged birth	Accouchement prolongé	Parto prolongado	Produljeni porod
Pelvi ristretto	Contracted pelvis	Bassin contracté	Pelvis contraida	Sužena zdjelica
Pelvimetria	Pelvimetry	Pelvimétrie	Pelvimetria	Pelvimetrija
Peritonite da meconio	Meconium peritonitis	Péritonite méconiale	Peritonitis meconial	Mekonijalni peritonitis
Peso di neonato	Fetal weight (birth mass)	Poids de naissance	Peso al nacer	Težina ploda (porođajna težina)
pH-metria fetale	Fetal pH-metry	pH-métrie foetale	pH-metria fetal	Fetalna pH-metrija
Pielonefrite	Pyelonephritis	Pyélonéphrite	Pielonefritis	Pijelonefritis
Placenta	Placenta	Placenta	Placenta	Posteljica (placenta)
Placenta accreta	Placenta accreta	Placenta accreta	Placenta accreta	Prirasla posteljica (placenta acrreta)
Placenta previa	Placenta previa	Placenta praevia	Placenta previa	Placenta previja
Plagiocefalia	Plagiocephaly	Plagiocéphalie	Plagiocefalia	Plagiocefalija
Pluripara	Multigravida	Multipare	Multigrávida	Višerotkinja
Pompa tiralatte	Breast pump	Tire-lait	Sacaleches	Pumpica za izdajanje
Posizione del feto trasversale	Transverse fetal position	Position transversale du foetus	Feto posición transversal	Kosi položaj ploda
Posizione podalica del feto	Breech position	Présentation podalique (présentation du siège)	Posición de nalgas	Stav zatkom
Preeclampsia (gestosi)	EPH gestosis (pre-eclampsia)	Pré-éclampsie	Preeclampsia	EPH-gestoze (preeklampsija)
Primipara	Primigravida	Primigeste	Primigesta	Prvorotkinja
Procreazione assistita	Medically assisted procreation	Procréation médicalement assistée	Reproducción asistida	Medicinski potpomognuta oplodnja
Produzione di saliva eccessiva (ipersalivazione)	Excessive secretion of saliva (hypersalivation)	Sécrétion de la salive excessive	Excesiva producción de saliva (hipersalivación)	Pojačano lučenje sline (hipersalivacija)
Profilo biofisico fetale	Biophysical profile of the fetus	Profil biophysique foetal	Perfil biofisico fetal	Biofizikalni profil fetusa
Progesterone	Progesterone	Progestérone	Progesterona	Progesteron
Progesterone placentare	Placental progesterone	Progestérone placentaire	Progesterona de placenta	Progesteron placente
Prolasso del funicolo ombelicale	Umbilical cord prolapse	Prolapsus du cordon ombilical	Prolapso del cordón umbilical	Ispala pupkovina (prolaps pupkovine)
Prolattina	Prolactin	Prolactine	Prolactina	Prolaktin
Psicosi post-partum	Postpartum psychosis	Psychose puerpérale	Psicosis postparto	Puerperalna psihoza

Italiano	Inglese	Francese	Spagnolo	Croato
Puerperio	Postnatal (postpartum period, puerperium)	Post-partum	Puerperio	Babinje (puerperij)
Quattro gemelli	Quadruplets	Quadruplés	Cuatrillizos	Četvorci
Raschiamento (curetage)	Curettage	Curetage	Legrado	Kiretaža
Respirazione	Breathing	Respiration	Respiración	Disanje
Rischio teratogenico	Pregnancy risk factors	Facteurs de risque de la grossesse	Agentes teratogénicos	Teratogeni faktori rizika
Ritenzione urinaria	Urinary retention (ischuria)	Rétention d'urine	Retención de orina	Zastoj urina (urinarna retencija)
Rottura delle membrane	Rupture of membranes	Rupture des membranes	Ruptura de membrana	Prsnuće vodenjaka
Rottura precoce delle membrane	Premature rupture of membranes	Rupture prématurée des membranes	Ruptura prematura de membrana	Prijevremeno prsnuće vodenjaka
Sala parto	Delivery room	Salle d'accouchement	Sala de partos	Rađaona
Segno del Chadwick (tinta bluastra alla vagina)	Chadwick's sign	Signe de Chadwick	Signo de Chadwick	Hiperemična sluznica rodnice (Chadwickov znak)
Seme (sperma)	Semen (sperm)	Sperme	Semen (esperma)	Sjemena tekućina (sperma)
Sepsi puerperale	Puerperal sepsis	Septicémie puerpérale	Sepsis puerperal	Puerperalna sepsa
Sindrome da aspirazione di meconio	Meconium aspiration syndrome	Syndrome d'aspiration méconiale	Síndrome de aspiración de meconio	Mekonijalni aspiracijski sindrom
Sindrome del terzo giorno (baby blues)	Maternity blues (baby blues)	Baby blues	Baby blues (leve depresión post parto)	Labilno psihičko raspoloženje (baby blues)
Sopravvivenza di spermatozoo	Sperm viability	Viabilité du sperme	Viabilidad de espermatozoides	Životna sposobnost spermija
Spermatozoo	Spermatozoon (sperm cell)	Spermatozoïde	Espermatozoide	Spermij
Spingere	Push	Pousser	Empujar	Tiskati
Sterilità	Infertility	Stérilité	Infertilidad	Neplodnost (sterilitet)
Surrogazione di maternità	Surrogate mother (womb mother)	Mère porteuse	Madre de alquiler	Surogat majka (zamjenska majka)
Suzione	Suckling	Succion	Succión	Sisanje
Tagliare (intersecare)	Cut	Couper	Cortar	Presjeći
Taglio cesareo	Cesarean section (C-section)	Césarienne	Cesárea	Carski rez
Testa	Head	Tête	Cabeza	Glavica
Translucenza nucale	Nuchal scan (nuchal translucency)	Clarté nucale	Traslucencia nucal	Nuhalna translucencija
Uovo	Ovum	Ovule	Óvulo	Jajašce
Utero	Womb (uterus)	Utérus	Útero (matriz, seno materno)	Maternica (uterus)
Vagina	Vagina	Vagin	Vagina	Rodnica
Varici degli arti inferiori	Leg varicose veins	Varices des membres inférieurs	Venas varicosas de las piernas	Proširene vene na nogama
Villi coriali	Chorionic villi	Villosités choriales	Vellosidades coriónicas	Korionske resice
Villocentesi	Chorionic villus sampling	Choriocentèse	Muestra de vellosidades coriónicas	Uzorak korionskih resica
Vomito (emetismo)	Vomiting	Vomissement	Vómito (emesis)	Povraćanje

ABOUT THE AUTHOR

Edita Ciglenečki is medical translator with Academic degrees in Biomedical Sciences and Public Health Sciences. Besides Croatian, being her mother tongue, she is a holder of international diplomas in English, French and Italian language. For many years she worked as a medical professional inside the travel industry. This dictionary is the product of her own working experience built on her passion for travelling, medicine and language skills.